薬学生のための基礎シリーズ
8
編集委員長 入村達郎

情報リテラシー

宮崎 智・和田義親・本間 浩 共編

培風館

社名および製品名は，各社の商標または登録商標です．
本文中には ™，® マークは明記していません．

**本書の無断複写は，著作権法上での例外を除き，禁じられています．
本書を複写される場合は，その都度当社の許諾を得てください．**

「薬学生のための基礎シリーズ」に寄せて

　平成 18 年度から，全国の薬系大学・薬学部に 6 年制の新薬学教育課程が導入され，「薬学教育モデル・コアカリキュラム」に基づいた教育プログラムがスタートしました．新しい薬学教育プログラムを履修した卒業生や薬剤師は，論理的な思考力や幅広い視野に基づいた応用力，的確なプレゼンテーション能力などを習得し，多様化し高度化した医療の世界や関連する分野で，それらの能力を十二分に発揮することが期待されています．実際，長期実務実習のための共用試験や新薬剤師国家試験では，カリキュラム内容の十分な習得と柔軟な総合的応用力が試されるといわれています．

　一方で，高等学校の教育内容が，学習指導要領の改訂や大学入学試験の多様化などの影響を受けた結果，近年の大学新入生の学力が従前と比べて低下し，同時に大きな個人差が生まれたと指摘されています．実際，最近の薬系大学・薬学部でも授業内容を十分に習得できないまま行き詰まる例が少なくありません．さまざまな領域の学問では，1 つ 1 つ基礎からの理解を積み重ねていくことが何より大切であり，薬学も例外ではありません．

　本教科書シリーズは，薬系大学・薬学部の 1, 2 年生を対象として，高等学校の学習内容の復習・確認とともに，薬学基礎科目のしっかりとした習得と専門科目への準備・橋渡しを支援するために編集されたものです．記述は，できるだけ平易で理解しやすいものとし，理解を助けるために多くの図を用い，適宜に例題や演習問題が配置され，勉学意欲を高められるよう工夫されています．本シリーズが活用され，基礎学力をしっかりと身につけ，期待される能力を備えて社会で活躍する薬学卒業生や薬剤師が育っていくことを願ってやみません．

　最後に，シリーズ発刊にあたってたいへんお世話になった，培風館および関係者の方々に感謝いたします．

2010 年 10 月

編集委員会

まえがき

　インターネットの急速な発達やスマートフォンを筆頭にした多機能端末の普及により，ICT (Information & Communication Technology，情報通信技術) の活用は現代の生活において必須のものとなりつつある．医療や創薬の分野では，すでに基礎研究から臨床現場に至るあらゆる場面で情報機器が導入されている．インターネットやICTがより身近に感じられるようになり，個人単位での情報の収集，加工，発信がより重要かつ頻繁に行われつつある．ブログやツイッターの利用はその一例と言えよう．OSはますます視覚的になり，初心者でもマニュアルをあらかじめ読むことなく使い始めることができ，世代を超えてICTの活用が促進されている．しかし，情報機器に対する基礎知識，とりわけモラルやセキュリティの知識の欠如によるトラブルが増加しているように思われる．

　薬系大学・学部に籍を置く学生諸君にとっては，6年制薬学教育コアカリキュラムからも推測できるように，6年間あるいは4年間に学ぶべきこととして期待されている知識・技能・態度が多岐に渡っている．各大学において多様な科目が開講されており，限られた時間を有効に使うためには，より高い情報処理能力を身につけることが重要であろう．そのためにも，情報機器の活用は欠かせない．一方で，次々に登場するOSやバージョンアップし続けるソフトウェアの利用者インタフェースに振り回されることなく，より新しい技術を短期間で利用できるような基礎体力を養うことも必要である．

　本書は，「情報活用における基本的な知識」を「情報リテラシー」として位置付け，情報科学知識の中で，あえてブラックボックスとなりがちな部分を含め，初学者でも十分に理解できるように解説している．また，単なるマニュアル本とはならないように注力もしている．おもな筋立ては，序章で「情報」の概念と薬学生に必要とされる「処理」を解説した後，1章で計算機の仕組み，2章のインターネットを中心にコンピュータネットワークの基礎と続き，3章では情報を扱うモラルと情報発信の技術を，4章は「情報の加工と編集」として，ワープロ，表計算からデータベースを利用した実践的素養を記述し，情報リテラシー全般が網羅されている．また，各章の演習問題と具体的なソフトウェアを組み合わせれば半期程度の演習ができる構成となっている．

　本書を読み終えた時に，薬学生として，創薬研究や医療現場で活躍するのに

十分な情報科学的知識を得て，その後の情報機器の進歩に躊躇することなく，情報科学の自学自習の素養を身につけられることを期待している．

2014 年 3 月

編者　宮崎智・和田義親・本間浩

目　次

0. 薬学生にこそ期待される情報リテラシーとは ― 1
- 0.1 情報化社会を支える基本知識 …………………… 1
- 0.2 薬剤師として理解したい情報処理 ……………… 9
- 演習問題 ……………………………………………… 11

1. 情報処理の道具 ― 13
- 1.1 情報処理装置を選択するための指標 …………… 13
- 1.2 情報処理装置の構成 ……………………………… 15
- 1.3 OSとアプリケーション ………………………… 30
- 演習問題 ……………………………………………… 32

2. ネットワークの基礎 ― 33
- 2.1 インターネットとイントラネット ……………… 33
- 2.2 電子メール ………………………………………… 46
- 演習問題 ……………………………………………… 54

3. 情報発信と共有 ― 55
- 3.1 情報化社会と法律 ………………………………… 55
- 3.2 WWWサービスと情報発信 …………………… 65
- 3.3 情報セキュリティー ……………………………… 76
- 3.4 サイバー空間とリアル空間 ……………………… 88
- 演習問題 ……………………………………………… 93

4. 情報表現とその加工 ― 95
- 4.1 文書作成・編集の基礎知識 ……………………… 96
- 4.2 プレゼンテーション ……………………………… 125
- 4.3 データ処理 ………………………………………… 129
- 4.4 ウェブページ ……………………………………… 149
- 演習問題 ……………………………………………… 158

5. 医薬品情報とデータベース —————— 161

　5.1　データベース管理システム ………………… 161
　5.2　医薬品情報の管理 ……………………………… 167
　演習問題 …………………………………………………… 170

索　引 —————————————————— 171

0
薬学生にこそ期待される情報リテラシーとは

　リテラシーとは literacy という英語であり，読み書きの能力を意味する．すなわち，人が他人から得た知識や考えを理解し，さらに別の他人に伝えたり後世に残したりするために文字を使いこなす能力のことである．そして，日本では昔から"読み・書き・そろばん"という標語で，その能力を育成してきた．

　ところで，現代社会では地球規模で通信基盤が整備されており，コミュニケーションの道具としてパーソナルコンピュータやスマートフォンなどの情報処理機器が個人に行き渡っている．その情報処理機器を情報処理やコミュニケーションの道具として使いこなす能力を**情報リテラシー**という．

パーソナルコンピュータ：一般にはパソコンまたは PC とよばれている．

　薬剤師は薬を通して医療にかかわる中で高度な情報処理を実践する医療分野の専門家である．人類に薬剤師としての職業が確立して以来，薬にかかわる様々な情報を収集し，新たな情報を作り出して，情報を蓄積したり発信したりしている．このように高度情報処理を担っている薬剤師が使命を果たすには情報機器を使いこなす能力が欠かせない時代である．

　また，情報処理機器は日進月歩急速に進化している．今後新たに出現する情報機器を臆することなく，道具の1つとして何時でも取り入れて利用する態度も必要である．そのためには，コンピュータの仕組み，情報処理や通信にかかわる情報理論の概要も把握しておくことが望ましい．

　本章では情報処理の本質的な要素を整理し，情報リテラシーの向上を図るための基礎的な知識を学ぶ．

0.1　情報化社会を支える基本知識

　すべての動物は環境から情報を得て，その個体ごとに情報処理をしながら行動している．ミミズのような下等動物では気温や湿度，または光の情報を皮膚から得て，住みやすい場所や餌を求めて地中に潜ったり草の根元を這ったりし

ている．ライオンは獲物の臭いを嗅いだり，鳴き声を聞いたりして獲物を見つけ，狙った獲物の動きを捉えて追いかける行動をとる．すなわち，動物としての情報処理の基本は，五感を通して情報収集すること，動物個々の目的，例えば餌を求めるとか天敵から逃げるなどの目的に応じて情報処理をすること，情報処理の結果で次の行動に変化をもたらすことである．

人間も動物としての情報処理の基本は同様であるが，道具を使うことと言葉をもつという点で大きく異なり，複雑である．人類は言葉を使って先人が得た知識や考えなどの情報を他人に伝え，文字を使って遠隔地や後世に伝えている．すなわち，人間の情報処理には情報の蓄積と情報の加工という他の動物にはない要素が加わった．そして，現代社会では情報処理の道具としてコンピュータが身近になり，通信基盤が充実し，様々なコミュニケーションツールが存在している．これらの技術的背景の基礎になる情報理論を築いたのはシャノン (C. E. Shannon) であり，1948 年に "The Mathematical Theory of Communication" という論文を著した．この論文では，情報量の定義，標本化定理，符号化定理からなっている．

0.1.1 通信のモデル

19 世紀になって通信機が発明されるまでは，遠方の人とコミュニケーションをとるには，手紙を書いて他人に運んでもらうことがおもな方法であった．その方法では，途中で手紙が失われたり，汚れたりして 100%伝達されるとは限らなかった．重要な手紙ならば，頑丈な入れ物に入れられ，兵士が護衛していたこともあっただろう．急を要する手紙ならば，馬を何頭も乗り継いで届けられたと思われる．その時代では情報源は手紙を書く人，受信者は手紙を受け取る人で，通信路は飛脚であったり，馬車であったりするので，情報を数学的に扱う必然性はなかった．通信機が発達すると効率のよい符号を作ったり，雑音による情報の消失に対処するための方法を構築したりすることが求められた．そこで，シャノンは図 0.1 のような通信のモデルを示し，通信を数学的に扱う理論を構築した．

図 0.1 の情報源を携帯電話の話し手，受信者を聞き手と想定してみると，**符号器**は話し手がもっている携帯電話端末の中にあり，**復号器**は聞き手の携帯電話端末の中にある．通信路は携帯電話端末からの電波が伝播している空間や

符号器: 音声や映像を符号に換える装置．

復号器: 符号を音声や映像に戻す装置．

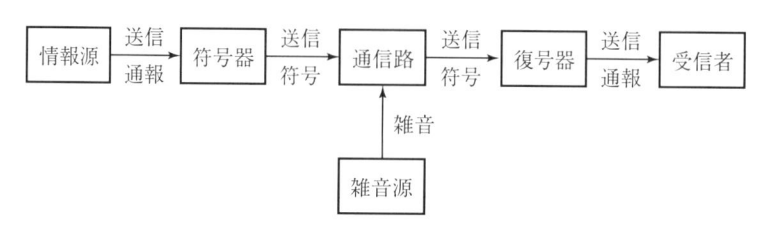

図 0.1 シャノンの通信モデル

電話局のアンテナからつながった主幹通信路などを含んでいる．情報源からの"送信"は話し手が端末のマイクに向かって喋ったり，キーボードや画面を使って文書を入力したりすることに相当する．そして，話し手が喋っている内容が"通報"である．

符号器は音声や文字を通信路に載せられる形の符号に変換し，信号として通信路に乗せる．復号器は通信路から信号を受け取ると符号から文字や音声に変換され通報になり，スピーカーが鳴ったり，液晶画面に表示されたりして受信者の耳や目に届く．通信路には雑音源があり，通信路を伝播する信号が乱され，復号器からは乱れた通報が受信者に届く．例えば，文字化けしたり，音の雑音になったりする．そこで，情報理論では，情報量を数えられるように定義すること，効率のよい符号化をすること，通信路に最適な符号化をすること，雑音が混入する通信路で情報を完全に伝達する方法などが示唆されている．以下では，情報量と符号化について簡単に述べる．

0.1.2 情報量

一般に，新聞の記事を見て"一面の記事はニュースバリューがある"という言い方をするが，その記事がプロ野球のことである場合，野球に興味のある人にとっては価値が高いかもしれないが，野球に興味のない人にとってはほとんど意味がない．また，5つ子が生まれたとか，秋に桜が咲いたなどの稀な話題はニュースとして取り上げられる．したがって，人にとってニュースバリューには，好き嫌いや立場によって異なる主観的要因と稀に起こることを示す確率的要因があることに気づく．主観的要因による情報の価値は情報を受け取った主体により複雑に変化するので，尺度を決めることができない．また，道具として扱うコンピュータや通信技術には主観的要因は不要なので，情報量を定義するのに確率的要因のみを考慮する．確率が小さい事象，すなわち稀な事象ほど情報量が大きくなるような関数が望ましい．そこで，シャノンは，事象が起こる確率を p としたとき，$-\log_a p$ を候補とした．

もう1つの要請として，コインを投げた場合を考える．表が出る確率は1/2，裏が出る確率も1/2であり，「"表が出る"という事象が起こりますか？」という質問に YES か NO で答えれば必要な情報は得られる．そこで，事象の起こる結果を完璧に知っている預言者から情報をもらう場合，1つの質問に対して YES か NO でしか答えられない預言者からもらう情報を単位として1 bit (ビット) とする．したがって，$p = \frac{1}{2}$ に対して $1\,[\text{bit}] = -\log_a \frac{1}{2}$ であり，$a = 2$ となる．これから，起こる確率 p の事象の情報量 I を

$$I = -\log_2 p\,[\text{bit}]$$

として表す (詳細はシャノンの論文を読むことを勧める)．

いま，8個の箱の中の1つにアタリくじが入っているとしよう．アタリの確

率は 1/8 である．したがって，預言者にアタリくじを教えてもらう情報量は $-\log_2 \frac{1}{8} = 3$ [bit] である．これは箱を並べて 4 つずつ左右に分けて預言者に「アタリくじは右ですか？」と 1 回目聞いて，YES であれば，その 4 つを左右に 2 つずつ分けて，「アタリくじは右ですか？」と 2 回目聞いて，YES ならば，その 2 つを左右にして，「アタリくじは右ですか？」と 3 回目聞いて，預言者の答えでアタリくじがわかる．このように，3 bit という情報量は二者択一の質問を 3 回繰り返して得られる情報量ということになる (図 0.2)．

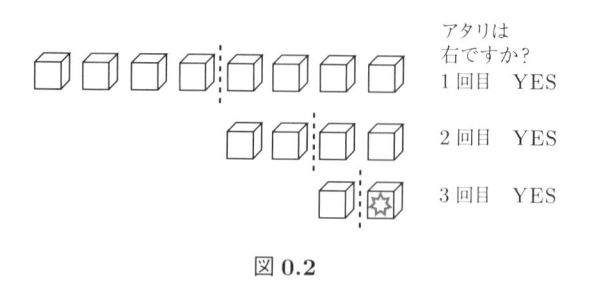

図 0.2

質問の答えが YES ならば 1，NO ならば 0 として左から順に並べると，図 0.2 の状態の答えは "111" となり，2 進数 3 桁の数字である．8 個の箱のアタリくじの状態に 0 から 7 までの番号をつけて並べると図 0.3 のようになる．

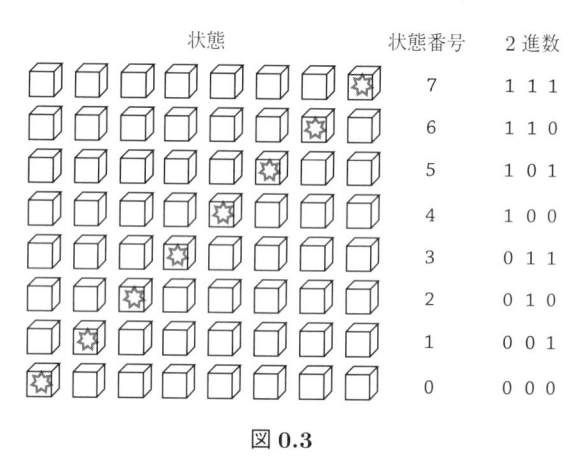

図 0.3

見方を変えると，アタリくじがどの箱に入っているかを区別する場合の数 (状態数) 8 を表すのに 2 進数 3 桁の数字が必要になる．つまり，ビット数は 2 進数の桁数に対応している．2 進数 8 桁ならば，256 の状態を区別できるので，アルファベットやよく使う記号を区別するのに十分である．そこで，8 bit を 1 byte (バイト) といい，情報量の表示に使っている．

0.1.3 平均情報量

情報量はある事象が起こる確率が低いほど大きいことがわかった．人が伝える情報はアルファベットのような記号で文章を書いて伝えるが，情報の内容は

0.1 情報化社会を支える基本知識

主観的要因なので，ここでは考えないことにすると，情報発生源は使われている記号が現れるという事象が確率的に次々に起こっていることになる．ここで，n個の記号$\{x_1, x_2, \cdots, x_n\}$を使っている言語で$x_i$が発生する確率を$p_i$とすれば，$x_i$がもつ情報量は$I_i = -\log_2 p_i$となるが，その言語の情報源として，1記号あたりの情報量，すなわち平均情報量は

$$H(x) = -\sum_{i=1}^{n} p_i \log_2 p_i$$

となる．ここで言うまでもなく，$\sum_{i=1}^{n} p_i = 1 \ (1 \geqq p_i \geqq 0)$である．

アルファベット26文字とピリオド (.)，カンマ (,) が同じ確率1/28で出現するという情報源の平均情報量は

$$H_0 = -28 \times \frac{1}{28} \log_2 \frac{1}{28} = 4.81 \ [\text{bit}/\text{記号}]$$

である．

ある時期のある国の英字新聞のアルファベットとピリオド (.)，カンマ (,) の出現確率を調べたところ，表0.1のようになった[*1]．

英字新聞がこのような出現確率の情報源ならば，平均情報量は

$$H_1 = -\sum_{i=1}^{28} p_i \log_2 p_i = 4.28 \ [\text{bit}/\text{記号}]$$

となり，H_0より小さくなっている．これは英字新聞が完全に確率的ではなく，文法や内容をもつためアルファベットの出現に規則性が生じ，曖昧さが減ることを意味している．

表0.1 アルファベットの出現確率

文字	頻度 (%)	文字	頻度 (%)
a	8.52	o	7.12
b	1.66	p	2.04
c	3.22	q	0.08
d	3.91	r	6.28
e	11.51	s	7.04
f	2.00	t	8.26
g	1.84	u	2.98
h	4.29	v	1.01
i	7.19	w	1.71
j	0.21	x	0.18
k	0.90	y	1.81
l	3.91	z	0.08
m	2.70	.	1.63
n	6.83	,	1.09

極端な場合，何を聞いても「$a, a, a, \cdots$」しか言えない情報源ならば，$p_a = 1, p_b = p_c = \cdots = 0$ であるから

$$H_1 = -(p_a \log_2 p_a + p_b \log_2 p_b + p_c \log_2 p_c + \cdots) = 0$$

となり，このような情報源からは何も情報を得られないことになる．

0.1.4 アナログ信号とデジタル信号

私たちが五感で得ている情報はすべて**アナログ信号**である．図 0.4 のように，目で見る明るさの変化や耳で感じる音圧の変化は時間とともに連続的である．

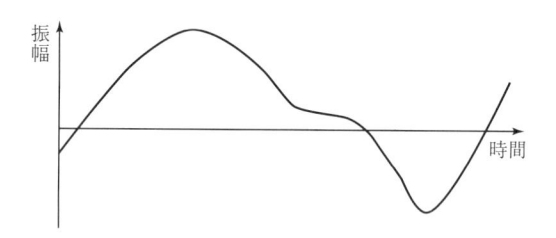

図 **0.4** アナログ信号

しかし，現代の通信はラジオ放送を除いて**デジタル信号**である．デジタルとは，不連続な数値として扱われることをいう．アナログ信号をデジタル信号に変換するには，図 0.5 のように，変化を電圧に変換し，飛び飛びの時間 t_i ごとに電圧を測定しなければならない．その時間間隔 $\Delta t = t_i - t_{i-1}$ を**標本化周期**という．アナログ信号の真の値は実数なので無限桁の数値を対象にしているが，測定器は有限の桁しか扱えない．その最小刻みの中間の数値は，**コンパレータ** (電子回路の比較器) によって切り捨てられるので飛び飛びの値になる (図 0.6)．その値を**量子化レベル**という．

デジタル信号が通信路に乗って受信機に届くが，サンプリング間隔ごとに同じ数値なので階段状の波形になり，もとの波形に対して歪んでいる (図 0.6)．もとの波形に近づけるには標本化周期を短くすればよいが，リアルタイムで送受信するためには限界がある．幸いなことに有限な振動数の波形を再現するに

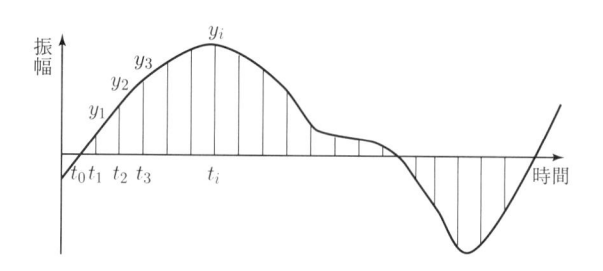

図 **0.5** アナログ信号のデジタル化

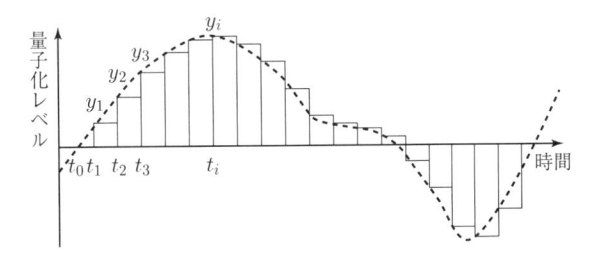

0.1 情報化社会を支える基本知識

図 0.6 アナログ信号の量子化

は，その振動数の 2 倍の振動数の標本化周期で標本化すれば，もとのアナログ波形を再現することが数学的に証明されている．人間が聞こえる音の振動数は 20 kHz といわれているから，20 kHz 以下の信号が完全に再現されればよいので，2 倍の振動数，すなわち 40 kHz (標本化周期 $\Delta t = 1/40$ kHz $= 25 \times 10^{-6}$ s) で測定すれば，音は歪みなく再生される．実際の CD (コンパクトディスク) の規格では，標本化振動数は 44.1 kHz となっている．

0.1.5 符号化定理

人類がはじめて遠隔地にリアルタイムで通信したのは狼煙であろう．敵が進軍を始めたら，煙を上げると約束していて，情報を遠方まで伝える．これは一種の符号化である．本格的な遠隔地通信はモールスによるものである．表 0.2 に示すように，アルファベットをトン（・）とツー（−）の組合せで表し，電信機で通信した．**モールス符号**が考案されたときは，まだ情報理論が確立されていないが，表 0.2 にあるように英文の出現確率が最も大きい "E" に一番短い符号トン（・）が用いられていることは興味深い．このように，頻繁に使われる文字は短い符号で，あまり使われない文字には長い符号にするのが効率的である．

表 0.2 モールス符号

A	・−	N	−・	0	−−−−−
B	−・・・	O	−−−	1	・−−−−
C	−・−・	P	・−−・	2	・・−−−
D	−・・	Q	−−・−	3	・・・−−
E	・	R	・−・	4	・・・・−
F	・・−・	S	・・・	5	・・・・・
G	−−・	T	−	6	−・・・・
H	・・・・	U	・・−	7	−−・・・
I	・・	V	・・・−	8	−−−・・
J	・−−−	W	・−−	9	−−−−・
K	−・−	X	−・・−		
L	・−・・	Y	−・−−		
M	−−	Z	−−・・		

現在の情報処理はコンピュータで行われており，コンピュータで扱われる符号は 0 と 1 であるが，機械的に扱うのに都合がよいように，記号あたりの符号の長さは固定している．コンピュータの電子回路の中では 0 と 1 は電圧が高いか低いかだけで区別されるのでアナログ信号に比べて雑音が入りにくい．しかし，通信路からは雑音が必ず混入することを考慮しなければならない．

送信された 0 が雑音によって受信側では 1 と判断されたり，その逆になったりすることがある．情報を正しく伝達するためには，1 つの符号を送るのに通信路には複数回送信して確認する方法がある．例えば，0 が誤って 1 と判断される確率が 0.1 の通信路に 0 を 3 回送信して，000，100，010，001 ならば 0 と見なすとするならば，誤り率は 0.028 と小さくなる．実際の通信路では，確実に送信できるように誤りを検出したり，訂正する符号を付けて通信している．

通信路が単位時間あたりに伝送することのできる情報量を**通信路容量**という．通信路容量を超えて伝送することはできないので，災害などで通信回線に大量の情報が集中した場合，送信する情報を制限しなければならない．このように，誤りを訂正したり，通信路容量に合わせたりして，情報発信を制御する仕組みが考慮されている．

0.1.6 情報化社会

現在が情報化社会と言われるのは，パソコンや**タブレット PC** または**スマートフォン**などの情報処理端末を誰でも持つことができること，高速なインターネット回線やどこでも接続可能な無線 LAN のアクセスポイントが整備されていて，人と人とのコミュニケーションの形態が大きく変わったためである．

大量の情報資源，高度な情報処理技術，世界規模の同時コミュニケーションによって，政治や経済，社会生活や価値観にも大きく影響している．**Twitter** や **Facebook** などの **SNS** (Social Networking Service) が社会生活の変化に大きな役割を果たしている．

2012 年 8 月 16 日の朝日新聞朝刊に『ロンドン五輪どう伝えた』というタイトルで，「ロンドン五輪は，メディアを取り巻く環境が大きく変化するさなかに開かれ，競技の楽しみ方が広がった．熱戦をどう伝えるか．既存メディアの悩みも深かった」と伝えている．その中で決勝に関連したツイート数は 30 万を超えるなど Twitter の利用増加を示す一方，テレビの視聴率が劇的に減少しており，オリンピックの楽しみ方が変わったと指摘している．また，朝日新聞の 2013 年 1 月 1 日朝刊から始まった「ビリオメディア」というシリーズがある．これまでの新聞記者は自分が現場に出向いて自分の目で見たり聞いたりして記事を書いていたが，地球規模で 10 億人が参加していると言われる SNS を利用して真実の声を集めようという試みである．

0.2 薬剤師として理解したい情報処理

薬剤師が医療の一員として位置付けられたのは，1956 年に医療法が改正されてからである．医療法第 1 章第 1 条の 2 には「医療は，生命の尊重と個人の尊厳の保持を旨とし，医師，歯科医師，薬剤師，看護師その他の医療の担い手と医療を受ける者との信頼関係に基づき，及び医療を受ける者の心身の状況に応じて行われるとともに，その内容は，単に治療のみならず，疾病の予防のための措置及びリハビリテーションを含む良質かつ適切なものでなければならない．」と定められており，薬剤師は日本国民に対して医療における責任を担っている．そして，薬剤師の任務は薬剤師法第 1 章第 1 条によって「薬剤師は，調剤，医薬品の供給その他薬事衛生をつかさどることによって，公衆衛生の向上及び増進に寄与し，もつて国民の健康な生活を確保するものとする．」と定められている．

薬剤師の任務を果たすには，薬や医療にかかわる情報収集と情報蓄積，調剤や服薬に伴う情報加工，服薬や社会全体の健康にかかわる情報発信という高度な情報処理活動をしなければならない．すなわち，薬剤師は**健康リテラシー**をリードする役割を担っており，人の体と薬を知り，人の健康維持を助け，明るい社会を創造する先駆者であることが期待されている．

0.2.1 情報収集と情報蓄積

人は誰でも情報収集と蓄積を繰り返している．薬学生としては様々な科目の授業を受ける，参考書を読む，実験書を読む，友人の話を聞くなどがそれに当たるが，現在はインターネットからの情報収集が大きな要素になっている．近くに美味しくて安いレストランがないか，レポートの課題に関係する本が欲しいけれど何処にあるかといった場合は，**カテゴリ検索**を利用すると効率的である．カテゴリ検索サイトとして代表的なのは，**Yahoo!**，**msn** などの**ウェブサイト** (web site) がある．言葉の意味や生活上必要な情報を知りたい場合には，**辞書検索**を利用する．百科事典として知られる **Wikipedia** は 60 万項目以上を収録していると言われている．その項目の解説は利用者が常に更新できるようになっているのが特徴であるが，審査が甘いので信頼性が低いと言われている．薬剤師は薬の情報や医療にかかわる情報，患者にかかわる情報を収集しなければならない．このような場合は，関係のある公共機関名，会社名など固有名詞で**全文検索**する．全文検索サイトの代表は **Google** である．

インターネットでは様々な SNS があり，個人情報をもとに様々なグループが形成されたり，つぶやきによって人気商品が生まれたりしている．ネット販売網では顧客の購入商品の組合せなどから好みや社会的ニーズが蓄積されている．このように世界中のサーバに蓄積されたデータを**ビッグデータ**とよんで注目されている．

ウェブサイト：インターネット上で，特定な情報を http に従って提供しているサーバのこと．

研究活動においては測定値や観測値が大きな役割を果たしており，実験条件や測定器の特性などが重要な情報となる．調査活動においてはアンケート調査が行われるが，母集団の把握や調査目的に合った標本数や無作為性を考慮する必要がある．

0.2.2 情報加工

人は情報を得たとき，内容を理解したり記憶したりする．その情報をもとに新たな情報を創り出す．研究は情報加工の高度な活動である．薬剤師は患者ごとの薬歴を管理したり，病棟でのモニタリングで薬剤の効果や代謝のデータを作成したりしなければならない．最近は，表計算ソフトという道具で情報加工が容易になっており，量的にも質的にも高度な加工を可能にしている．

通常のデータは独立変数あるいはキー項目と複数の項目からなっている．例えば，落下物体の速度を経過時間ごとに測定したものであれば，時間が独立変数であり，測定した速度は従属変数で，項目の1つである．また，複数の健康診断の結果を集めて表に記述すると，人の名前がキー項目になり，身長，体重，BMIなど，検査項目が併記される．この時の1人分のデータを **1レコード** とよび，通常，1行に記述される．また，項目は列によって区別される．

0.2.3 情報発信

私たちが家族や友人に近況を知らせたり，仕事の結果を会社に報告したりするのも情報発信である．作成したレポートの提出や実習の報告も情報発信であるが，公共性があり，形式にも気を配らなければならない．パソコンや通信基盤の発達で情報発信には様々な形態がある．今や電子メールは誰でも無意識のうちに使っている．また，個人でホームページを作ることができるし，相手を特定せずにつぶやいたことが全世界に広がってしまう．

このように，インターネットを使った情報発信の方法も様々であるが，情報セキュリティーやモラルの面で注意しなければならない問題が増えている．最近では，大きな企業がもっている顧客情報が漏洩したり，公共機関のホームページが改竄されたりして，不正な情報発信やデータ破壊事件が起きている．故意ではなくても，他人に迷惑になったり，誹謗中傷したり，社会不安を煽るような情報は決して発してはならない．

0.2.4 コミュニケーション

コミュニケーションとは，人が互いに意思や感情，思考を伝達し合うことであるが，インターネットによって空間的にも時間的にも大きく広がった．情報発信者は，個人，小さなグループ，中小企業，大企業，行政機関を問わず

平等で全世界が対象である．また，1対1であったり，1対多であったりしても，電話のように相手を専有しない．このように，コミュニケーションの場を提供するインターネット上のサービスをSNSといい，mixi，Google+，Facebook，TwitterなどがあるM．現代に生きる人たちはSNSを介してできるつながりで，社会の動きを汲み取ったり，自分の生き方の参考になる情報を得たりしている．

　これから，一般薬の一部がネット販売可能になるが，薬を安全に使用したり，不正使用を防いだりするために，薬剤師のコミュニケーション能力がさらに期待される．

■注釈
 *1 http://www7.plala.or.jp/dvorakjp/hinshutu.htm

■演習問題
0.1 インターネットからC.E. Shannonの論文を探し，Introductionを要約しなさい．
0.2 6万とも言われる漢字を区別するには何bit必要か．
0.3 現在使われているSNSについて特徴を比較しなさい．
0.4 この本の索引についてWikipediaの解説と比較して真偽を議論しなさい．
0.5 朝日新聞の「ビリオメディア」という取り組みについて調べて，報告書を作成しなさい．
0.6 情報社会の負の側面について議論しなさい．

1
情報処理の道具

　薬学において情報処理装置, すなわち, コンピュータはどのように使用されているだろうか. 薬剤師として, 最新の医薬品の情報を収集する必要がある. インターネット上にある添付文書やインタビューフォームを入手する, MEDLINE で関連した学術論文を検索する, SciFinder などの化学物質データベースを検索することを行うが, このとき, インターネットに接続されたパーソナルコンピュータ (パソコン, PC) を用いる. 病院においては, 電子カルテシステムやそれと連動した検査のオーダーシステム, 薬品のオーダーシステム, レセプトコンピュータ (レセコン), 医療用画像システムなどにおいてコンピュータが使用されている. 調剤薬局においては, 医薬品の在庫管理システム, 患者情報管理システム, レセコン, 薬剤の一包化機器などでコンピュータが使用されている. 製薬メーカーでは, 医薬品開発のために, スーパーコンピュータを用いてシミュレーションをし, 治験においては統計解析を行っている. 医薬品医療機器総合機構などの行政機関や医薬品の卸の会社では, 医薬品のデータベースを構築している. また, 病院, 薬局, メーカー, 行政などは, ホームページを開設して情報を発信している. 患者は, PCやタブレットなどを用いて, 医薬品情報, 病院情報などを調べたり, スマートフォン用のアプリで健康管理を行ったり, 電子お薬手帳で服薬管理をしたりしている.

　本章では, これらの情報処理装置を正しく使いこなすために必要な情報処理装置の基本について学ぶ.

1.1 情報処理装置を選択するための指標

　薬学において使用される情報処理装置は多様な用途で使用されており, それぞれの用途によって, 要求される性能は異なる. 現代では, PCだけでなく, タブレットやスマートフォンなど用途に応じて様々な情報処理端末を使いわけることができるようになってきた. はじめに, それらの情報処理端末を選択する際に有用かつ汎用的な指標を紹介する.

MEDLINE: 生命科学や医学の学術文献情報を収集した世界で最も多く使用されているオンラインデータベースである.

SciFinder: 化学物質に関する学術文献オンラインデータベースであり, 検索するとき化学構造式を入力することができる.

レセプト: 医療機関が保険者に請求する医療費の明細書のこと. 診療報酬明細書 (医科, 歯科) と調剤報酬明細書 (薬局) がある. レセプトを作成するコンピュータをレセプトコンピュータという.

1.1.1 実行性能

情報処理装置にさせたい処理を入力してから結果が得られるまでの時間を**応答時間** (response time) または**経過時間** (elapsed time) という．同じ処理内容に対する応答時間を比べることにより，情報処理装置の実行性能を評価することが可能である．類似の用語に**スループット** (throughput) がある．これは，単位時間あたりいくつの仕事を処理できるかを表す．

MIPS (Million Instruction Per Second) は，1秒あたりの実行命令数 (単位100万) のことで，同一の**命令セット**をもつ情報処理装置であれば，MIPS値が大きいほど高速であるが，異なる命令セットの情報処理装置間では，直接性能を比較することはできない．

科学技術計算用途の性能では，**FLOPS** (FLoating-point Operations Per Second) が用いられる．これは，1秒間に行う浮動小数演算数を表す．接頭後として M (Mega, 10^6)，G (Giga, 10^9)，T (Tera, 10^{12})，P (Peta, 10^{15}) をつけて使用される．使用する浮動小数演算を指定しないと比較できないが，**LINPACK** というベンチマークプログラムがスーパーコンピュータの性能評価に用いられる．2013年6月時点での世界最高速のスーパーコンピュータの性能は30PFLOPSを超えている．情報処理装置の多様な性能を比較するため，多様なベンチマークプログラムが開発されている．

1.1.2 RASIS

情報処理システムの評価の指標として，実行性能とは異なった視点で見たものに**RASIS**がある．これは5種類の評価の指標の頭文字をとったもので，**信頼性** (Reliability)，**可用性** (Availability)，**保守性** (Serviceability)，**保全性** (Integrity)，**機密性** (Security) である．このうち最初の3つは定量的な指標により評価が可能である．

信頼性とは，情報処理装置がどれだけ故障せずに動作し続けられるかということであり，指標として **MTBF** (Mean Time Between Failures, **平均故障間隔**) が用いられる．MTBFの値が大きいほど信頼性は高い．また，MTBFの逆数を**故障率**という (図1.1)．

命令セット: CPU の構造の違いにより，実効可能な命令が CPU ごとに異なっている．CPU で実効可能な命令の組を命令セットという．

LINPACK: コンピュータ上で線形代数系の数値演算を行うプログラム．アメリカのアルゴンヌ国立研究所でFORTRAN 言語によって開発された (1979年初版)．

ベンチマークプログラム: 性能を評価するために作成されたプログラムのこと．

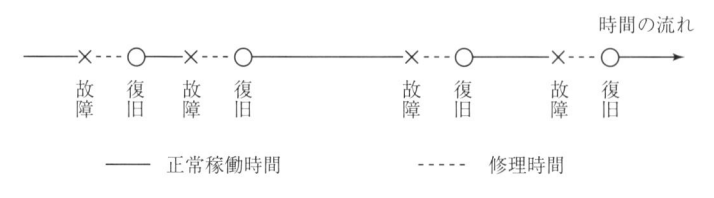

図 1.1　稼働時間と修理時間

保守性とは，故障を検出してから故障箇所を特定した後，修理して正常な稼働状態に戻すまでをいかに早く行えるかということであり，指標として**MTTR** (Mean Time To Repair, **平均修理時間**) が用いられる．MTTR の値が小さいほど保全性は高い．また，MTTR の逆数を**修理率**という．

可用性とは，情報処理装置がどれほどの割合で動作可能な状態にあるかということであり，指標として**稼働率**が用いられる．稼働率の値が大きいほど (1 に近いほど) 可用性は高い．

保全性とは，情報処理装置が保持するデータが矛盾を起こさず一貫性を保っていられること，また矛盾が生じた場合に修復可能なことをいう．

機密性とは，システムやデータに対する不正な行為ができないように情報処理装置が保護されていることをいう．インターネットに接続されているコンピュータでは，インターネットを通して世界中から攻撃される可能性があり，機密性は非常に重要であるが，システムが複雑になるに従って，機密性を保持することは難しくなっている．システムにおける機密性の不備を**セキュリティホール**という．発見されたセキュリティホールは迅速に塞がなければならない．

1.1.3 消費電力

消費電力も情報処理装置を評価する重要な基準となる．スーパーコンピュータや**サーバファーム**は莫大な電力を消費するので，ランニングコストに直結する．また，消費電力が多ければ，その分発熱も多く，情報処理装置を設置している部屋の空調などにもコストがかかる．一方，携帯型の情報処理装置では，バッテリーで駆動するので，充電せずに使用できる時間はバッテリーの容量と消費電力の兼ね合いで決まるので，消費電力は一層重要である．

1.1.4 コスト (価格)

コストも情報処理装置を評価する重要な基準となる．実行性能や RASIS を高めるためには，コストがかかるので，システム設計を行う場合は，要求される性能を詳しく評価して，どのような性能に対していくらのコストをかけるかを慎重に検討する必要がある．現在までのところ，情報処理装置に対する技術革新は著しく，コストパフォーマンスは年々向上している．

1.2 情報処理装置の構成

ここでは，情報処理装置の全体的な構成について考える．今日最も広く普及している情報処理装置はノイマン型コンピュータであるので，ノイマン型コンピュータに限定して考えることにする．

サーバファーム: 他に対してサービスを提供しているサーバを集積しているところ，または，そのサーバ群．集中管理することで，サーバの管理運営コストが下がるという利点がある．

1.2.1 ノイマン型コンピュータ

ノイマン型コンピュータとは，数学者のノイマン (John von Neumann, 1903-1957) が EDVAC という情報処理装置の開発プロジェクトの草稿ではじめて発表した情報処理装置のアーキテクチャで，プログラム内蔵方式のコンピュータのことである．主記憶装置に内蔵された命令を逐次実行していくものであり，動作はすべて**決定性論理**によっている．

> **アーキテクチャ**: ハードウェアの基本設計概念のこと．
>
> **決定性論理**: 答えが常に一意的に決まる論理体系のこと．

1.2.2 コンピュータの基本構成

ノイマン型コンピュータは図 1.2 に示す 5 つの構成要素をもつ．プログラムやデータは**入力装置**から入力され，**記憶装置**に蓄えられる．記憶装置に保存された命令が**制御装置**に取り出され，制御装置で命令が解読されて，制御信号となって各装置を制御する．命令は逐次実行され，命令に従って記憶装置から取り出されたデータは**演算装置**で算術演算や論理演算が施され，その結果は記憶装置に保存される．保存された演算結果は**出力装置**から出力される．

制御装置と演算装置を合わせて**中央処理装置** (**CPU**: Central Processing Unit) とよぶ．

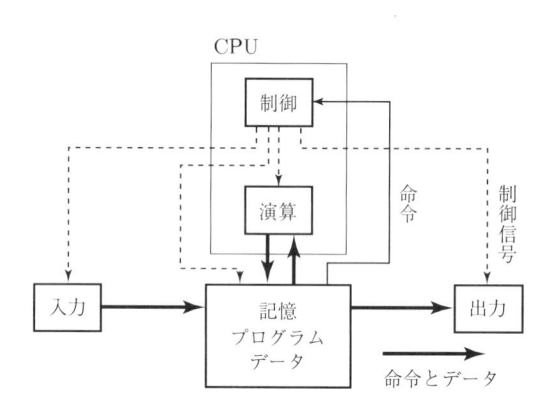

図 1.2　情報処理装置の基本構成

1.2.3 演算装置

演算装置は，論理演算，算術演算などを行う装置で，演算するデータを保持する**レジスタ**と**算術論理演算装置** (**ALU**: Arithmetic-Logic Unit) からなる．演算結果の保存専用のレジスタのことを**アキュムレータ**とよぶ．

情報処理装置の内部では，データを 2 進数，すなわち，「0」と「1」の集まりで表現する．2 進数のデータを処理する回路を**論理回路**とよぶ．電子回路でのデータを処理する場合，「0」と「1」を電位の「高」と「低」で表現する．

論理演算回路は基本論理素子を組み合わせて実現される．基本論理素子は，

> **論理回路**: 「1 (真)」を電位の「高」，「0 (偽)」を電位の「低」で表す論理を**正論理**，その逆の「1 (真)」を電位の「低」，「0 (偽)」を電位の「高」で表す論理を**負論理**という．

1.2 情報処理装置の構成

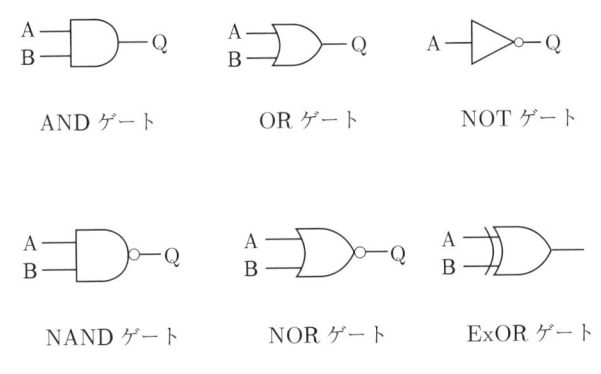

図1.3 基本論理素子

ANDゲート，ORゲート，NOTゲート，NANDゲート，NORゲート，ExORゲートがあり，図1.3の記号で表す．

入力に対してどのような出力となるかの対応表 (**真理値表**) を考えると表1.1のようになる．

NOTは出力が入力の逆になるゲートである．

表1.1 基本論理素子の真理値表

入力		出力				
A	B	AND	OR	NAND	NOR	ExOR
0	0	0	0	1	1	0
0	1	0	1	1	0	1
1	0	0	1	1	0	1
1	1	1	1	0	0	0

基本論理素子は**トランジスタ**や**FET**によって簡単に実装することができる．

基本論理素子を組み合わせると，**算術演算**が可能なことをみてみよう．加算回路を考えてみる．2進数1 bitの加算を考えてみると，$0+0=0$，$0+1=1+0=1$は1 bitで完結するが，$1+1=10$で桁上がりが生じる．そのため，桁上げがあるかないかの出力が必要である．1 bitの2入力と1 bit出力と桁上げ出力をもつ加法の算術回路を**半加算器**という．入力A，入力B，出力 (S, Sum)，桁上げ出力 (C, Carry out) の関係を表1.2に示す．

また，この回路図は図1.4のようになる．

トランジスタ：半導体を用いてつくられた電気信号の増幅素子．

FET: Field Effect Transistorの略で，日本語では電界効果トランジスタという．ゲートに電圧をかけ，それによる電場 (電界) によって，電流を制御する．通常のバイポーラトランジスタより製作や集積化が容易である．

表1.2

A	B	C	S
0	0	0	0
0	1	0	1
1	0	0	1
1	1	1	0

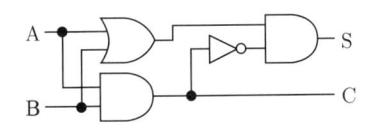

図1.4 半加算器の回路図

桁上げの入力も備える算術回路を**全加算器**という．入力 A，入力 B，桁上げ入力 X，出力 S，桁上げ出力 C の関係を表 1.3 に示す．

表 1.3

A	B	X	C	S
0	0	0	0	0
0	0	1	0	1
0	1	0	0	1
0	1	1	1	0
1	0	0	0	1
1	0	1	1	0
1	1	0	1	0
1	1	1	1	1

また，全加算器は半加算器を用いて図 1.5 のようになる．

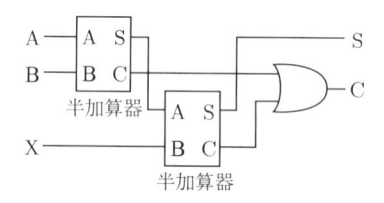

図 1.5　全加算器の回路図

半加算器 1 個を最下位桁用に，全加算器を他の上位桁用に桁数分だけ組み合わせることによって，任意の桁数の 2 進数加算器が構成できる．6 bit の加算器の例を図 1.6 に示す．

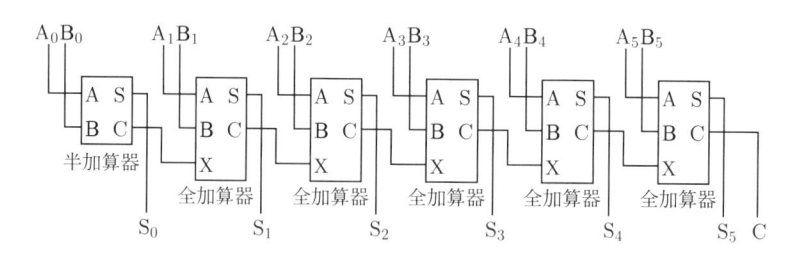

図 1.6　6 bit の加算器

左が最下位ビットである．最上位ビットの桁上げを**オーバーフロー**という．

算術論理演算装置 (ALU) は，加算器と同じように，基本論理回路を組み合わせて実装することが可能であり，シリコンの基板上に高密度に実装される．

1.2.4 制御装置

制御装置は情報処理装置を構成している各装置を制御する装置である．おもに，主記憶装置にある命令の取り出し，解読，実行を行う．これらの動作を行うために，図 1.7 のような構造をもつ．

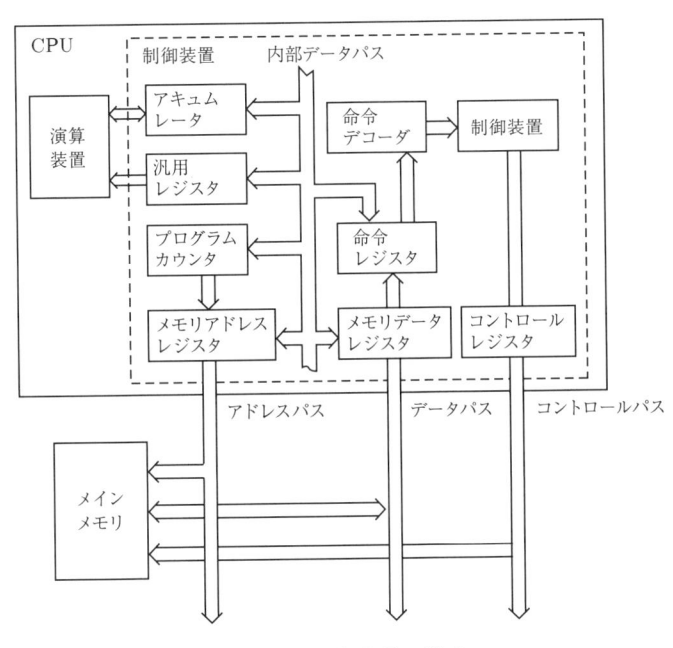

図 1.7 制御装置の構成

- **プログラムカウンタ** 主記憶内の命令のアドレスを保持する．
- **命令レジスタ** 取り出した命令そのものを保持する．
- **命令デコーダ (命令解読器)** 命令レジスタに入っている命令を解読する．
- **汎用レジスタ** 命令を実行するに必要な一時的なデータを保持する．
- **メモリアドレスレジスタ** 読み書きするデータのアドレスを保持する．
- **メモリデータレジスタ** メインメモリから読み込んだデータやメインメモリへ書き込むデータを一時的に保持する．
- **コントロールレジスタ，ステータスレジスタ** 演算結果の各種フラグとして機能するとともに，CPU の動作状態の値，割り込み管理情報などを保持する．

レジスタとは，CPU 内にあり，CPU の命令と同期して，命令の実行に必要なデータを一時的に保持する非常に高速に動作する記憶装置である．通常，CPUのビット数は汎用レジスタのビット数をさす．レジスタのビット数は CPU が機械語命令で，一度に扱うことができるデータの単位となるので，CPU の性能を示す指標となる．また，プログラムカウンタのビット数は CPU が直接ア

クセスできるメモリ空間の大きさを表す．なお，図1.7では，アキュムレータを制御装置に含めているが，演算装置に含める考え方もある．

1.2.5 機 械 語

CPU が直接実行できる命令のことを**機械語**という．機械語がもっている命令の種類は CPU の設計時に決められる．以下に代表的な機械語命令を示す．

- **データ転送命令** CPU 内部のレジスタ，主記憶，**スタック**などの記憶装置間のデータのやり取りを行う命令．主記憶からレジスタへデータを移動させる命令をロード命令といい，逆にレジスタのデータを主記憶に移動させる命令をストア命令という．スタックに対して，データを入れる命令をプッシュ命令，取り出す命令をポップ命令という．

- **演算命令** ALU において演算を行う命令．算術演算命令には数値データに対する四則演算命令，算術シフト命令，比較演算命令などがある．また，論理演算命令には非数値データに対する論理演算，論理シフト，ビット操作などがある．演算の結果，各種フラグの値が変更される．特別な命令として，何もしないで次の命令に制御を渡す無操作 (nop) 命令がある．

- **プログラム制御命令** プログラムの実行の制御を行う命令．無条件でプログラムカウンタの値を変更する無条件分岐 (ジャンプ) 命令，演算結果で値の変化するフラグの値によってプログラムカウンタへ設定する値を変更する条件分岐命令，ジャンプ命令の次の命令のアドレスを戻りアドレスとして分岐するサブルーチンコールから戻るための命令のリターン命令，ユーザからシステムに制御を移す命令のシステムコール命令などがある．これらのプログラム制御命令がなければ，CPU では自動的に次の命令に制御が移る．また特別な命令として，情報処理装置を停止させる halt 命令やアドレスに格納されているデータを命令として実行する execute 命令などがある．

- **入出力命令** 入出力装置と CPU や主記憶装置間のデータ転送を行う命令．入力装置から主記憶装置またはレジスタへのデータの入力 (input) 命令，主記憶装置またはレジスタから出力装置へのデータの出力 (output) 命令などがある．

- **システム制御命令** 入出力チャンネルの制御や CPU のモードの設定などを行う命令．入出力チャンネル制御命令，ステータスレジスタの値の読み書き命令，タイマー制御命令，メモリ保護制御命令などがある．

同じ命令セットをもつ CPU 間では，基本的にはソフトウェアに互換性があり，ソフトウェア資産を有効活用する観点からは互換性は重要である．

> スタック: データを後入れ先出しの構造で保持する記憶装置のこと．

命令の構成とアドレス修飾

　一般に機械語の命令は，操作の機能を表す**オペコード**と操作の対象を表すオペランドの2つの部分から構成されている．オペランドの数はオペコードによって異なり，3から0の場合がある．オペランド数がnの命令をn**アドレス命令**という．以下に，それぞれの場合について A＋B→C という加算を例に説明する．

- 3アドレス命令

| ＋ | C | A | B |

　A＋B→Cを考えるとき，A, B, Cすべてのアドレスをオペランドで指定する．Aのアドレスに保存されている値とBのアドレスに保存されている値を足して，その結果をCのアドレスに代入する．

- 2アドレス命令

| ＋ | A | B |

　AとCを共通としてA＋B→Aとする．Aのアドレスに保存されている値とBのアドレスに保存されている値を足して，その結果をAのアドレスに代入する．

- 1アドレス命令

| ＋ | B |

　はじめにAの値をアキュムレータにロードしておく．アキュムレータの値とBのアドレスに保存されている値を足して，その結果をアキュムレータに保存する．

- 0アドレス命令

| ＋ |

　AとBの値をスタックに入れておく．この命令で，スタックからAとBの値を取り出し，その和を計算して，結果をスタックに入れる．

　この例では，オペランドには演算に使用するデータが格納してあるアドレスを使用した．このオペランドの指定法を**直接アドレス法**という．オペランドに演算に使用するデータを置いてもよく，その場合を**イミーディエイト**という．また，オペランドに指定されたアドレスに保持されている値が，データの保存されているアドレスである場合もあり，この場合を**間接アドレス法**という．

　オペランドのアドレスの値をそのまま主記憶のアドレスとして使用するものを**絶対アドレス指定**という．これに対して，オペランドのアドレスにレジスタの値を加えるなどの操作をした結果の値を主記憶のアドレスとして使用するものを**実効アドレス指定**という．オペランドのアドレスに操

作を加えた結果を主記憶のアドレスにすることを**アドレス修飾**という．アドレス修飾には，配列データのアクセスに便利なインデックスレジスタを参照する方法や，プログラムを変更することなく移動できるようにするため，ベースレジスタからの相対アドレスをオペランドに使用する方法などがある．

1.2.6 CISC と RISC

CISC (Complex Instruction Set Computer) は，複雑な処理も命令セットに含まれるコンピュータアーキテクチャである．その実装にはマイクロプログラム方式を採用する．マイクロプログラム方式では，複雑な処理命令を単純な処理の組み合わせでマイクロプログラムに展開して，マイクロプログラムを実行することで命令セットの命令を実行する方式のことである．制御装置はマイクロプログラムの各ステップの動作を実装すればよいので，構造が簡単になるという利点がある．現在の PC の主流の CPU は CISC である．

一方，**RISC** (Reduced Instruction Set Computer) は，命令の種類を減らし，単純な命令だけにして，その分，回路を単純化して，演算速度を向上させようとするコンピュータアーキテクチャである．2011 年のスパーコンピュータランキングで 1 位の京スーパーコンピュータの CPU は RISC である．

1.2.7 マルチコア CPU

現在，主流になっている CPU は，CPU として単体で機能する CPU のコア複数個を 1 つのプロセッサパッケージ内に納める**マルチコア CPU** である．マルチコア化した方が，単位電力あたりの処理能力は向上する．マルチコア CPU の情報処理装置を効率よく動作させるためには，OS やアプリケーションプログラムが，マルチコア CPU に最適化される必要がある．プログラムの最小動作単位を**スレッド**というが，複数のスレッドを同時に実行するマルチスレッドプログラミングを実施しなければならない．

1.2.8 記憶装置の概要

情報処理装置で用いられている記憶装置は，様々な観点から分類される．CPU から直接アクセスされる記憶装置を**主記憶装置**，入出力装置として，入出力機能を通してアクセスされる記憶装置を**補助記憶装置** (外部記憶装置) という．データを読み書きできる **RWM**(Read Write Memory) とあらかじめ書き込まれたデータを読み出すことだけが可能な **ROM** (Read Only Memory) に分類される．保存されているデータへのアクセス性から，保存されているデータの物理的な場所や前後のデータにかかわらず，どのデータにも一定の時間で

アクセスできる記憶装置を **RAM** (Random Access Memory，ランダムアクセスメモリ) といい，磁気テープのようにデータが順番に格納されていて目的のデータにアクセスするには，前から順番にアクセスして行かなければならない記憶装置を **SAM** (Sequential Access Memory，逐次アクセスメモリ) という．電源を供給し続けないとデータを保持できない記憶装置を**揮発メモリ**，電源を供給しなくてもデータを保持している記憶装置を**不揮発メモリ**という．

半導体 RAM はその原理によって大きく **DRAM** (Dynamic RAM) と **SRAM** (Static RAM) に分類される．DRAM はコンデンサとトランジスタ回路を組み合わせたもので，コンデンサに電荷が蓄えられている状態を「1」，電荷が蓄えられていない状態を「0」としてデータを記憶する．コンデンサに蓄えられた電荷は自然放電により徐々に減少するので，定期的にデータを読み出して，再書き込みをする必要がある．この操作を**リフレッシュ**という．SRAM はトランジスタや FET でフリップフロップ回路を構成したもので，トランジスタの ON と OFF 状態で「1」と「0」状態を記憶する．そのため，電源は供給し続ける必要はあるが，DRAM と異なって，リフレッシュは必要ない．DRAM の方が SRAM よりも構造が単純なので，1 bit あたりの単価が安く，集積率も大きい．SRAM は 1 bit あたりの単価は高く，集積率も DRAM より低いが，動作が高速である．

ROM はその性質上，すべて不揮発メモリであるが，そのデータの書き込み方法や書き換え可能性などにより，以下のように分類される．製造時にデータを書き込み，以後，データを変更できないものを**マスク ROM** という．ユーザが 1 回だけ電気的にデータを書き込み可能なものを **PROM** (Programmable ROM) といい，PROM の中で，紫外線照射によりデータを消去可能なものを **EPROM** (Erasable Programmable ROM)，電気的にデータが消去可能なものを **EEPROM** (Electrically Erasable Programmable ROM) という．EEPROM の一種に**フラッシュメモリ**がある．従来の EEPROM と異なり，データは 1 byte 単位の書き換えはできず，あらかじめブロック単位で消去してから書き込みを行う．補助記憶装置として書き換えを前提に使用されており，ROM としての使用方法ではない．

1.2.9 メモリの階層構造

ノイマン型コンピュータでは，プログラムとデータを主記憶装置に保存しておいて，逐次読み出しながら実行していく．そのため，高速な情報処理のためには，主記憶装置への高速なアクセスが必要である．現在，最も高速なメモリは SRAM であるが，1 bit あたりのコストが高く，主記憶を SRAM で構成することは現実的ではない．図 1.8 に示すように，記憶装置の特徴に合わせて，階層構造化して，コストと速度の最適化を図っている．主記憶装置には DRAM

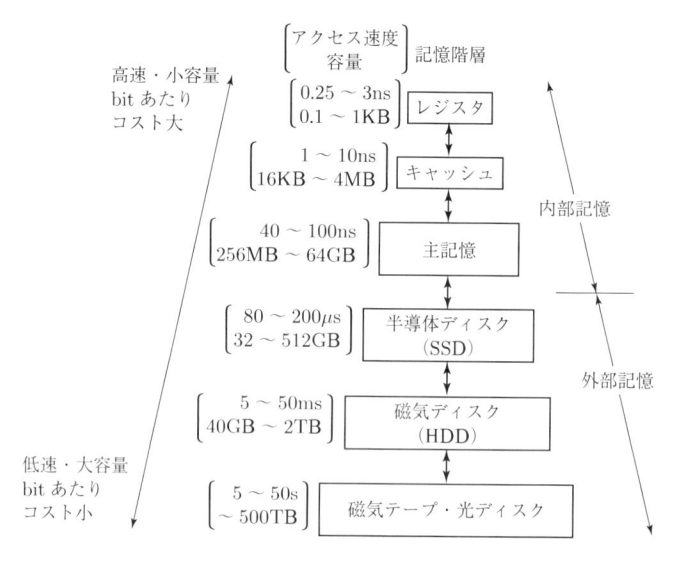

```
                    ┌アクセス速度┐
高速・小容量        │   容量   │記憶階層
bitあたり           ┌ 0.25～3ns ┐
コスト大            │0.1～1KB  │ レジスタ
                    ┌ 1～10ns   ┐
                    │16KB～4MB │ キャッシュ    内部記憶
                    ┌ 40～100ns ┐
                    │256MB～64GB│ 主記憶
                    ┌ 80～200μs ┐
                    │32～512GB │ 半導体ディスク
                    └          ┘  (SSD)        外部記憶
                    ┌ 5～50ms   ┐ 磁気ディスク
                    │40GB～2TB │  (HDD)
                    ┌ 5～50s    ┐ 磁気テープ・光ディスク
                    │ ～500TB  │
低速・大容量
bitあたり
コスト小
```

図 1.8 メモリの階層構造

を用い，内蔵型の外部記憶装置には **SSD** (Solid State Drive) や**磁気ディスク** (HDD: Hard Disk Drive) が用いられている．データの持ち運びやバックアップの用途には，磁気テープ，光ディスクなどが用いられている．

1.2.10 補助記憶装置 (外部記憶装置)

補助記憶装置 (外部記憶装置) としておもに使用されているものには，SSD，HDD，磁気テープ，光ディスクがある．それぞれの特徴をみてみよう．

■ SSD (Solid State Drive)

フラッシュメモリを用いた半導体補助記憶装置．Solid State とは固体を表すが，歴史的に，真空管に対して，トランジスタやダイオードが固体からできているので，トランジスタやダイオードを用いた情報素子を Solid State というようになった．

メモリセル: 1 bit の情報を保持できる，記憶装置の最小単位．

フラッシュメモリは，その**メモリセル**にフローティングゲート MOSFET を用いたもので，このフローティングゲートに電荷を蓄積することで，データを記憶する．フローティングゲートは酸化絶縁膜で覆われており，電源を供給しなくても，蓄積された電荷は放電されず，不揮発メモリとなっている．しかし，まったく放電されないわけではないので，放置すれば，数年から数十年でデータは失われる．フローティングゲートへの電荷の蓄積や電荷の抜き取りには，トンネル効果を用いる．その際，酸化絶縁膜が少し劣化するので，書き換え寿命は数百から数万回程度である．SSD 全体では同じセルをなるべく使用しないようにコントローラで制御しているので，SSD 全体の容量に比べて少ない容量のデータを書き換えるなら，その分書き換え可能回数は増える．データ

1.2 情報処理装置の構成

の読み出しは，フローティングゲートの電荷状態の違いによる電場の状態の違いで判断し，酸化絶縁膜を電子が通過することはないので，劣化はしない．メモリセルから記憶装置を構成する仕方に NOR 型と NAND 型があるが，SSD としては NAND 型が用いられている．NAND 型は個々のメモリセルに直接アクセスできないので，ランダムアクセスによる読み出しが NOR 型に比べて遅いが，構造がシンプルなので，高集積化に向いている．SSD は HDD と比べ，メカニカルな動作部がないので，対衝撃性が高く，消費電力が少なく，発熱も少なく，静音性も優れている．また，データの読み書き速度も HDD より高速であるが，1 bit あたりの単価が高く，放射線耐性も低い．

■ HDD (Hard Disk Drive)

プラスチックなどの円盤の表面に磁性材料塗布したものを**磁気ディスク**または**プラッタ**という．この磁気ディクスの磁性体の微小部分の磁化の向きを，超小型の電磁石である磁気ヘッドによりコントロールして決めた磁化の向きで，データを保存する装置である．磁性体では，外部磁場をかけて，微小部分の磁化の向きを決めると，その部分の磁化の向きは安定しており，外部から再度磁場をかけたり，高温にしないかぎり，変化することはない．磁化の向きの読み取りには，トンネル磁気抵抗効果を利用した TMR ヘッドで読み取る．

HDD の構成を図 1.9 に示す．磁気ディスク 1 枚から数枚が，回転軸 (スピンドル) に固定されており，スピンドルは，スピンドルモータで高速に回転する．回転速度は 5400 rpm, 7200 rpm, 10000 rpm などの製品がある．アクセスアームの先には読み取りおよび書き込みのヘッドが取り付けられている．ヘッドポジショナは磁気ヘッドを磁気ディスクの動径方向にサーボモータで精密に移動させる装置である．ヘッドの位置を決めた状態でディスクが 1 回転すると，ディスク上でデータを読み書きできる領域が輪の形になる．この輪を**トラック**という．各トラックをさらに**セクタ**という単位に分割し，HDD では，デー

SLC と MLC

フラッシュメモリでは，フローティングゲートの電荷量があるかないかで 0 と 1 を表す 1 bit 動作のものを **SLC** (Single Level Cell) という．電荷量の違いで状態を 4 種類に分けて扱う 2 bit や 8 種類に分けて扱う 3 bit のものがあり，2 bit 以上のものを **MLC** (Multi Level Cell) という．動作の違いを区別するため，2 bit のものを単に「MLC」として，3 bit のものを「TLC」(Triple Level Cell) と表記する場合や，また，2 bit のものを「MLC-2」，3 bit のものを「MLC-3」と表すことがある．SLC に比べ MLC は大容量化が可能で，1 bit あたりの単価の削減に大きく寄与するが，動作速度，書き換え寿命，データの保持可能時間に関しては，SLC の方がよい．

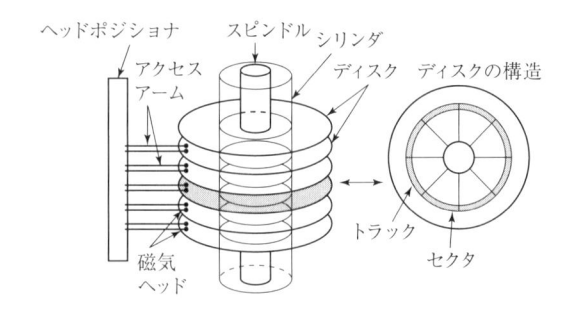

図 1.9 ハードディスク装置の構造

タはすべてこのセクタ単位で扱う．

　磁気ディスク上で，実際にデータを読み書きする面を**サーフェス**という．ディスクが1枚のときは通常，両面を使用するので，サーフェス数は2となる．図1.9ではディスクが6枚あるが，一番上と一番下の面は使用していない．この場合，サーフェス数は10となる．同一の動径の位置にあるトラックの数はサーフェスの数だけあるが，これらをまとめて**シリンダ**とよぶ．すべてのサーフェスにヘッドはあるので，ディスクが1回転するとき，このシリンダ内のすべてのデータに同時にアクセス可能である．

　HDDにおけるデータの読み書き時間を考えてみる．電源停止状態や，スリープ状態からディスクが回転を始めて，規定の回転速度まで安定するには数秒といった，データ処理装置の時間スケールからすると，非常に大きな時間がかかる．通常は，安定した回転速度状態にあるところからの時間を考える．まずは，ヘッドをデータの読み書きをしたいトラックに移動させる．このことをシークといい，これにかかる時間をシーク時間とよぶ．平均シーク時間を T_S とする．次に，トラック内で目的のセクタに到達するまでの時間がかかる．この時間をローテーション時間という．平均ローテーション時間を T_R とすると，T_R はディスクが半回転するのにかかる時間だから，10000 rpm の HDD の場合 $T_R = 1/2 \times 60/10000$ (s) $= 3$ (ms) となる．平均データ転送時間を T_T とすると，$T_T = $ [データ量] / [平均データ転送速度] で表される．平均ディスクアクセス時間は $T_A = T_S + T_R + T_T$ となる．

　2013年現在，3.5インチのプラッタで，1 TB 保存可能で，3.5インチ規格の HDD 装置1台で4 TB 程度データを保存可能である．補助記憶装置としては，単位体積あたりの容量，単位容量あたりのコスト，データへのランダムアクセス性能，信頼性，総容量などを総合的に判断して，据え置き型の情報処理装置として HDD が使用されている．携帯して使用するノート PC では，HDD より小型で，対衝撃性能が高く，アクセスの高速な SSD が主流になりつつある．HDD は機械的な動作部分が多く，精密機器であり，また，使用によってプラッタ表面やヘッドが徐々に劣化していくので，製品の寿命は5年程度である．そのため，定期的なデータのバックアップが必要である．

RAID (Redundant Arrays of Inexpensive [or Independent] Disks) は，複数のHDDを組み合わせて1つの補助記憶装置として運用し，アクセス性能や信頼性を向上させる技術で，RAID-0 から RAID-6 までの7種類がある．おもなものは RAID-0,1,5,6 である．RAID-0 はストライピングともいい，データを一定の容量ごとに分けて，各ディスクに分散して保存するものである．どれか1台の HDD でも故障するとデータが失われることになるので，信頼性は低下するが，アクセス速度は向上する．RAID-1 はミラーリングともいい，複数台の HDD に同時に同じデータを書き込む．1台が故障しても他のディスクが正常動作していれば使用可能なので，信頼性と可用性が向上する．RAID-5 では，データをブロック単位で分割し，HDD の台数−1 ごとのブロックのデータに対して**パリティブロック**を設けて，データおよびパリティブロックを各 HDD に分散して保存するものである．パリティブロックがあるので，1台の HDD が故障しても，データの再構築が可能である．また，データへのアクセス速度は分散して保存しているのでその分向上する．RAID-5 では通常，さらに，**ホットスワップ**用の HDD を用意しておき，1台の HDD が故障したら，ホットスワップ用のディスクを用いて再構築することで，ダウンタイムを減らすようにしている．故障したディスクの代わりが届いたら，故障したディスクと入れ替え，今度はそのディスクがホットスワップ用のディスクとなるように構成されている．RAID-6 はパリティブロックをもう1つ作成して，同時に2台の故障までは再構築できるようにしたものである．

パリティブロック：情報の送受信でエラーが生じたかどうかをチェックするための情報を保持する領域．

ホットスワップ：装置の電源が入った状態(ホット)で故障したディスクと故障していないディスクを交換(スワップ)すること．

■ 磁気テープ

古くからある補助記憶装置で，テープ上の磁性体の磁化の状態でデータを保存するものである．目的のデータにアクセスするには，そのデータが保存されている位置まで，テープを読み進めなければならないので，データのバックアップ用途におもに用いられる．情報処理装置の性能向上に伴う取り扱いデータ量の増加スピードや，HDD の性能向上スピードに磁気テープ装置の性能向上が追いついておらず，使用される機会は減少している．磁気テープに保存されたデータは長期の保存が可能であるが，その磁気テープの規格の読み取り装置の開発，製造が中止され，読み取り装置を手に入れることができなくなるので，その前にデータを移行する必要がある．

2013年現在，磁気テープとしておもに用いられている規格は LTO (Linear Tape-Open) Ultrium で，1/2 インチ幅のテープを $102.0 \times 105.4 \times 21.5$ (mm) の大きさのカセットに納めたもので，最新規格の LTO-6 で1カセットあたり 2.5 TB のデータを保存可能である．データ転送速度は 160 MB/s なので，1カセットにフルにデータを保存するには4時間以上かかる．

■ 光ディスク

　光ディスクは直径 120 mm，厚さ 1.2 mm の透明なポリカーボネートの円盤に，ピットとよばれる無数の小さいくぼみを設け，アルミニウムを蒸着させたものである．この面に半導体レーザの光を当て，反射光の強度を検出して，データを読み取る．ピットの深さは半導体レーザの波長の約 1/4 になっており，ピットからの反射と，そのまわり (ランド) からの反射光との位相差が 1/2 波長となるので，干渉により打ち消し合い，ピットからの反射光は弱まる．ランド部分だけからの反射は干渉がないので強い．製造時にデータを入れる (ビットパターンを作成する) ので，読み出し専用である．光ディスクの容量や読み取り速度は年々向上しており，第 1 世代から第 3 世代まで規格化されている (表 1.4)．

表 1.4　光ディスクの世代別比較

世代	名称	記憶容量	転送速度
第 1 世代	CD-ROM	650, 700 MB	0.15 – 7.8 MB/s
第 2 世代	DVD-ROM	4.7, 8.54 GB	1.385 – 22.16 MB/s
第 3 世代	BD-ROM	25, 50, 100, 125 GB	4.5 – 9 MB/s

　光ディスクには，一度だけデータを記録できるようにしたものがあり，上記の規格に対応して，それぞれ CD-R, DVD-R, BD-R という．ポリカーボネートの基板と反射層 (通常は銀を用いる) の間に有機色素を塗布し，強いレーザを照射して，この有機色素の化学構造を破壊するとともに，ポリカーボネートの基板を変質させ，盛り上がらせることにより，レーザ光の反射率の低い箇所を作製して，データを保存する．

　複数回のデータの書き換えを可能にしたものは，上記の規格に対応して，それぞれ CD-RW, DVD-RW, BD-RE という．ポリカーボネートの基板と反射層の間に相変化材を入れたもので，相変化材をレーザパワーのコントロールにより，結晶状態にしたり**アモルファス状態**にしたりする．アモルファス状態の方が，結晶状態より反射率が小さく，その違いをデータとして保存する．データの読み取りの原理は CD-ROM と同等だが，反射率などが異なるので，CD-ROM や CD-R の読み取りシステムでは読み取ることができず，より高感度な読み取りシステムが必要である．

1.2.11　入出力装置

　入出力装置は，コンピュータに対してデータを入力 (input) または出力 (output) する装置である．情報処理装置に，処理の内容を指示したり，処理の結果を人間が認識したりする目的の入出力装置のことを**ヒューマン・マシン・インタフェース**ということもある．また，処理に必要なデータを取り込む装置

アモルファス状態:
固体の相の 1 つで，結晶は物質の原子，イオンなどが規則正しく配列している状態であるが，アモルファス状態は，不規則に並んでいる状態．**非晶質**ともいう．代表的なアモルファス状態の物質はガラス．

1.2 情報処理装置の構成

や，処理した結果のデータを保存する装置も入出力装置であり，外部とのデータのやり取りを行う通信装置も，一種の入出力装置である．

　CPU や主記憶装置と入出力装置とのデータのやり取りは，標準化された**インタフェース**を介して行われる．入出力装置の制御は CPU が直接行う，**直接制御方式**と入出力装置やインタフェースがもつ制御機能を用いて間接的に制御する**間接制御方式**がある．入出力装置と情報処理装置間で大量のデータをやり取りする場合は，CPU を介さずに，直接，主記憶装置と入出力装置間でデータをやり取りした方が効率がよい．そのような方式を **DMA** (Direct Memory Access) **方式**とよび，これは間接制御方式の一種である．

　ヒューマン・マシン・インタフェースでは，人間工学に基づいて，入力ミスや読み取りミスがなるべく起こらないように，インタフェースを工夫することが大切である．

　ヒューマン・マシン・インタフェースの入力装置の代表的なものには，キーボード，ポインティングデバイス，音声入力がある．キーボードは多数のキーを並べて，あるキーを押すと，そのキーに対応した，文字コードなどが入力される装置である．ポインティングデバイスは情報処理装置に，2 次元または 3 次元の位置情報を伝えるもので，マウス，タッチパッド，デジタイザなどがある．情報処理装置に処理内容の指示を，キーボードからのコマンド入力を行うものを **CUI** (Character User Interface) といい，コンピュータのグラフィック出力とポインティングデバイスを用いて直感的な操作で処理内容の指示を与えるものを **GUI** (Graphical User Interface) という．PC やスマートフォンなどでは GUI がおもに用いられ，サーバやスーパーコンピュータなどでは，CUI がおもに用いられている．音声入力は情報処理装置に音声で，自然言語で処理内容を指示するもので，音声認識技術の進歩により，使用される範囲が拡大しつつある．

　ヒューマン・マシン・インタフェースの出力装置の代表的なものには，ディスプレイとプリンタがある．ディスプレイは画面上に文字や図形を表示し，プリンタは紙の上に，文字や図形を印刷する．最近では立体を造形する 3D プリンタも存在する．

　その他の入力装置としては，カメラ，スキャナ，バーコードリーダ，指紋認証装置，GPS，レーダ，超音波センサ，加速度センサ，温度，湿度センサ，圧力センサ，放射線検出器，DNA シーケンサ，質量分析装置，X 線回折装置，赤外線スペクトル解析装置，NMR, ESR など多くの装置が存在する．

インタフェース: (二者間の) 境界面．接点にあたる電子回路の装置．

1.3 OS とアプリケーション

　ノイマン型コンピュータでは，情報処理装置に処理をさせるためには，主記憶装置に処理命令と処理に必要なデータを入れ，その命令に従って逐次処理が実行されていく．情報処理装置として，処理すべき命令を受け取ったり，周辺機器を管理したりする基本的なソフトウェアをまず動作させる必要がある．このような基本的なソフトウェアを **OS** (Operating System) という．情報処理装置の電源を入れると，基盤上に置かれた ROM から，プログラムが読み込まれ，まずは，ハードウェアの状態のチェックが行われ，ハードウェアが正常であることを確認したうえで，ブートローダが起動して，HDD や SSD に保存されている OS が読み込まれ，OS が起動して，ユーザからの処理命令の受付状態となる．

　OS のおもな目的は，①スループットの向上，②ターンアラウンドタイムやレスポンスタイムの短縮，③使用環境の管理の3つである．①は情報処理装置全体の処理能力の向上を意味する．ここで，スループットとは単位時間あたりの仕事の量のことである．②ターンアラウンドタイムとは，処理を情報処理装置に与えてからその処理に関するすべての結果が出るまでの時間のことで，レスポンスタイムは情報処理装置に命令を与えてから，その命令に関する最初の応答があるまでの時間のことである．OS はこれらの時間をできるだけ短くしようとするように設計されている．③は情報処理装置がもつリソースをできるだけ効率よく使用できるように管理することである．これらの目的を達成するため，OS はジョブ管理，タスク管理，入出力制御，ファイル管理，メモリ管理，運用管理，障害管理などを行う．

　OS としては，PC 用には，Microsoft Windows と Apple Mac OS X および Linux がおもに用いられている．サーバ用途では，Unix か Linux が用いられている．スマートフォンやタブレット端末では，Apple iOS と Google Android OS がおもに用いられている．また，特定用途の機種では，それに特化した OS が開発されている．例えば，シスコのルータでは，独自開発の IOS や NX-OS が用いられている．また，高速なレスポンスを要求される組み込み機器向けには，各種リアルタイム OS が用いられている．

　ユーザが情報処理装置を使用する多くの場合，自分の目的に合ったアプリケーションプログラムを OS 上で実行して自分の目的を果たす．アプリケーションソフトとしては，ワープロ，表計算，プレゼンテーション，画像描画，写真のレタッチ，DVD 再生，音楽再生，動画の編集，ブラウザ，メールクライアント，スケジュール管理，関数電卓，辞書などの個人が日常生活で使用するものから，化学構造式の描画，分子軌道計算，分子とタンパクのドッキング計算，薬物動態解析，数式処理，統計処理，医薬品データベース，保険点数計算，医薬品在庫管理，電子カルテシステムなど，薬学系の人が，業務で使用す

ジョブ，タスク: どちらもコンピュータにさせる仕事の単位を表す．人間からみた場合の仕事の単位をジョブ，コンピュータからみた場合の仕事の単位をタスクという．

1.3 OS とアプリケーション

るアプリケーションまで様々なものが存在する.

OS の目的の 1 つとしては, これらのアプリケーションソフトを安定して動作させるということも考えられる. OS がもっている標準的な機能をアプリケーションソフトから使えるように, OS は API (Application Programming Interface) を提供している. アプリケーション開発時に, OS が提供している共有ライブラリをアプリケーシンプログラムに取り込んでしまう (リンク) ものを**静的リンク**といい, 実行時に動的にリンクする方式を**動的リンク**という. 動的リンクで使用される共有ライブラリを**ダイナミックリンクライブラリ (DLL)** という. 動的リンクの利点は, プログラムのサイズが小さくなることと, DLL を改良すれば, アプリケーションプログラムを作り直さなくても, DLL の改良が反映されることである. 欠点は, DLL に不具合が生じたら, アプリケーションプログラムも影響を受けてしまうことである.

アプリケーションプログラムや OS はどのように開発するのであろうか. CPU が直接理解できる機械語は, 現在 CPU が高度化して, 人が直接書き下すことは事実上不可能になっている. 人間の言語に近いプログラム言語を定義して, その文法に従って, プログラムを書き, それをその言語プロセッサ (コンパイラ) で機械語に翻訳し (コンパイル), アプリケーションプログラムを作成する. 最新の CPU に対応したコンパイラは, その CPU を開発したシステム上でシミュレーションしながら開発する. 最新の CPU の開発は, それより前の世代の CPU で行うが, その CPU の開発ツールはその CPU を開発したときに開発されている. 初期の CPU は命令セットが単純だったので, その当時は, 直接開発ツールを人が書き下した. コンパイラがその CPU の機能を 100%使いこなせば, コンパイルされた結果のアプリケーションソフトは効率よく動作する. そのため, コンパイラの性能は非常に重要である. 現在は, CPU を開発しているメーカがコンパイラも同時に開発している場合が多い.

プログラム言語は, 言語ごとに特徴があり, 目的に応じて使い分けるとよい. おもなプログラム言語 (高水準言語) は, Fortran, Cobol, C, C++, C#, Swift, Java, Python などである. Fortran は 1950 年代から存在する科学技術計算向けの言語であり, 現在も発展しており, オブジェクト指向や並列計算も最近取り入れられている. Cobol は事務機器向けの言語であり, 最近はオブジェクト指向も取り入れられている. C は Unix という OS を発展させるために 1972 年に開発されたシステム記述言語で, Unix 上のアプリケーションの開発に広く用いられている. C++は C 言語をオブジェクト指向言語に拡張したもので, 現在, 広く用いられている. Microsoft Windows 上でのアプリケーションの標準開発言語は Visual C++であり, また, Linux 上でも, 多くのアプリケーションが C++で開発されている. C#は Microsoft の.NET framework 上での標準開発言語であり, 現在, Windows 上での 3D グラフィックアプリケーションの開発に広く用いられている. Swift は 2014 年にアップル社によっ

て新たに開発されたオブジェクト指向言語で，macOS および iOS 上でのアプリケーションの標準開発言語である．Java はインターネット環境に向けたオブジェクト指向言語で，Java Virtual Machine 上で実行するという形式をとることで，インターネットでのセキュリティを担保した言語である．インターネットサーバー上でのアプリケーションや携帯電話でのアプリケーション開発に広く用いられている．また，Android OS 上での標準開発言語であり，急速に普及しつつあるスマートフォン上のアプリケーションの開発に広く用いられている．Python はデータサイエンス分野で広く用いられているインタプリタ型のプログラム言語で，特に，機械学習や人工知能 (AI) の研究開発において標準言語として使用されている．

■ 演習問題

1.1 システムの信頼性の指標を次のうちから選べ．
　　(1) MTBF　　(2) MTTR　　(3) 修理率　　(4) 稼働率

1.2 稼働率 0.9 の装置と稼働率 0.7 の装置が並列接続されているとき，このシステム全体の稼働率はいくらか．

1.3 稼働率 0.9 の装置と稼働率 0.7 の装置が直列接続されているとき，このシステム全体の稼働率はいくらか．

1.4 NAND ゲートを組み合わせて OR ゲートをつくれ．

1.5 図 1.4 の回路が半加算器になっていることを確かめよ．

1.6 次に実行すべき命令が保存されているアドレスはどこにあるか．

1.7 現在，おもに PC に用いられている CPU は CISC か RISC か．

1.8 異なった命令セットアーキテクチャの CPU を比較する場合，その動作周波数が高い CPU の方が高性能であるか．

1.9 現在，おもに PC の主記憶装置に用いられているメモリは SRAM か DRAM か．

1.10 一般的に SRAM と DRAM では，どちらの動作が高速か．

1.11 SSD の使用に適さない用途を述べよ．

1.12 現在，主流の磁気テープの規格は何か．

1.13 CD-RW に CD 形式で音データを保存したが，CD プレーヤーで再生できないことがあった．それはなぜか．

1.14 1 枚の CD-ROM に原稿用紙およそ何枚分の文書データが保存可能か．

1.15 RAID-0,1,5,6 の中で，信頼性がおよそ半分になるのはどれか．

1.16 1950 年代からある科学技術計算に適した言語は何か．

1.17 動的リンクで使用される共有ライブラリを何というか．

2
ネットワークの基礎

2.1 インターネットとイントラネット

2.1.1 インターネットとは

インターネットの語源は「ネットワークとネットワークをつなぐもの」にある．したがって，複数の **LAN** (Local Area Network)，すなわち，家庭内や企業内など，文字通り比較的狭いエリアで使われる小規模なネットワークのいくつかを結合しただけのものでも「インターネット」である．このようなインターネットは，英語では小文字で始まる「internet」と表現される．LAN には様々な方式が存在するが，技術的には**イーサネット** (**Ethernet**) 規格に基づいた LAN が主流であり，接続方式も従来の有線だけでなく，無線など (無線 LAN) も使われるようになってきている．

一方，現在の多くのヒトがイメージする「インターネット」(英語では大文字で始まる「**The Internet**」) は，IP という約束に従って接続された，世界規模のコンピュータネットワークの総称である．この世界規模の巨大なネットワークを機能させるためには，様々な規約やインターネット上に接続されているコンピュータの実態を知るための住所録に相当する **IP アドレス**を一元管理する母体が必要である．

2013 年現在は，1988 年に創立された **ICANN** (Internet Corporation for Assigned Names and Numbers)[*1] がこの役割を担っている．ICANN は，インターネットの各種資源を全世界的に調整することを目的としてアメリカで創立された非営利法人であり，The Internet に必要な，**IP アドレス**，**ドメイン名**，**プロトコル**，**ポート番号**の管理を行っている．IP および IP アドレスなどの詳細は後述するが，例えば IP アドレスの世界規模の管理は，ICANN を頂点とし，地域，国といった管理の階層的な「事務局」を経てエンドユーザに展開されている (図 2.1)．

日本で，インターネットの管理の重要な役割を担っている団体に，日本ネットワークインフォメーションセンター (**JPNIC**: Japan Network Information

ドメイン名: 2.1.8 項参照．

プロトコル: 2.1.11 項参照．

ポート番号: コンピュータが通信に使用するプログラムを識別するための番号．

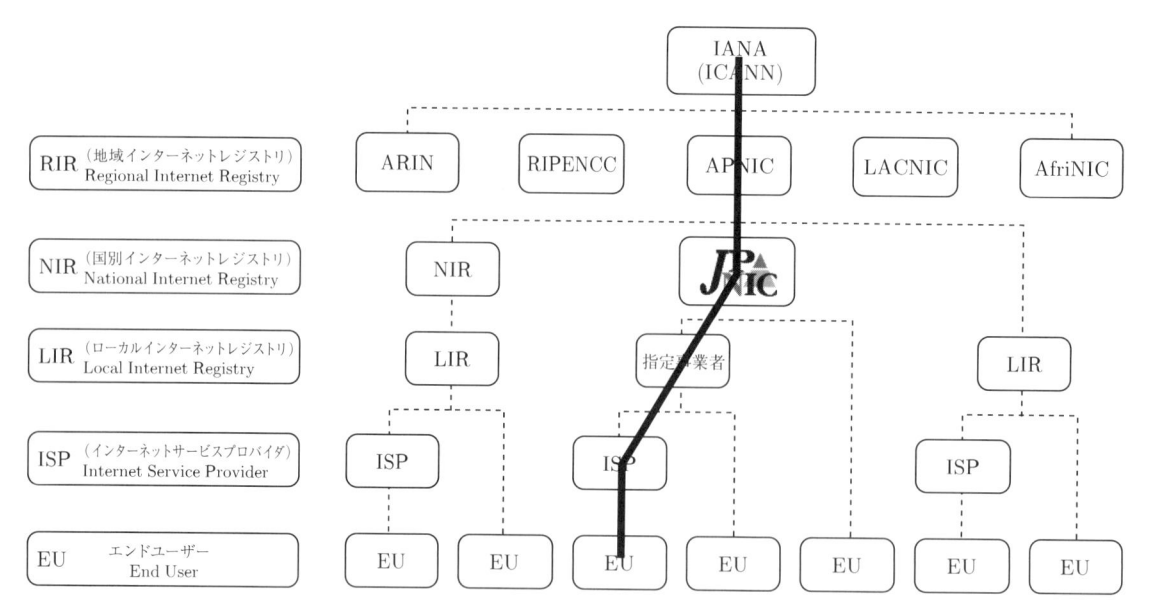

図 2.1 IP アドレス管理の構造 (JPNIC の HP*2 より)

Center)*3 がある．その活動の1つに IP アドレスの管理があり，IP アドレスの取得や分配の仕方についての詳細は JPNIC に尋ねることができる．なお，JPNIC のように，IP アドレスの管理や分配を行っている団体は「インターネットレジメトリ」とよばれている．

現在の世界規模のコンピュータネットワークとしてのインターネットの骨子は，1960 年代後半から形作られはじめ，現在に至っている．略史として以下の出来事がある．

- 1969 年　米国国防総省 (ARPAnet) で研究スタート
- 1981 年　BITNET ("Because It's Time")
  ——大学同士の研究者ネットワーク (バケツリレー方式)
- 1982 年　TCP/IP の導入

ここで，BITNET は，電子メールとファイル転送を主体とした大学間でのデータ交換用の学術ネットワークであった．IBM 社のネットワークプロトコルに準拠してコンピュータ間の接続通信を行っていた．日本では，東京理科大学を基点として全国の大学・研究所に波及したが，1988 年に産学官連携による TCP/IP による実験的インターネットバックボーン (WIDE プロジェクト) がスタートし，急速に衰退することとなった．

2.1.2 IP とは

IP は Internet Protocol の略である．ここでいう Protocol (プロトコル) はコンピュータ間の通信手順あるいは通信規約をさす．実際のデータは，ある大きさに区切られて送信されるため，①どれくらいの大きさ (パケット) にするのか？，②データの送付先 (すなわち相手のコンピュータ) までの到達経路の情報，③コンピュータ同士を 1 対 1 で対応させるための情報，④通信速度制限など，①～④の内容についての規約を記したものとなる．The Internet は，IP ネットワークであるので，①～④に関する共通の規則に従って，個々のコンピュータが接続されていることになる．

IP ネットワークにおいて，個々のコンピュータ (通信対象) を識別するための固有番号が **IP アドレス**である．2013 年現在では，**IPv4** (Internet Protocol Version 4) とよばれる方式が最も広く使われている．IPv4 は，固有番号を 32 bit で表現する．すなわち，約 43 億個の通信対象が識別可能となる大きさである．32 bit を 2 進数で表現した場合，非常にわかりづらいので，8 bit ずつに区切り，それぞれを 10 進数表現した 4 つ数字で表されている．8 bit の 2 進数は 0～255 の 10 進数となるので，例えば，133.31.66.10 となる．しかし，インターネット上に接続されるデバイスの増加から，2011 年には，ICANN がもつ IPv4 のアドレスは枯渇し，新規での調達は相当難しい状況となってきている．そのため，IPv4 に代わるものとして，IPv6 の導入が進められている．

2.1.3 IP アドレス

32 bit の IPv4 アドレスは，8 bit に区切って 4 つの 10 進数をピリオドで区切って表現される (2.1.2 項参照)．さらに，IPv4 は，ネットワークを識別する部分 (**ネットワーク部**) とそのネットワーク内の個々の端末装置 (ホスト) を識別する部分 (**ホスト部**) に分かれて管理されている (図 2.2)．

10000000110000001110000011110000 ＝ 128.192.224.240
　　　　　　　ネットワーク部　　　ホスト部

図 2.2 IPv4 の 32 bit 表現とネットワーク部およびホスト部

ICANN では，IP アドレスを管理するうえで，以前は，ネットワーク部とホスト部の境界となるビット数を数種類に限定していた．具体的には，表 2.1 に示すように，ネットワーク部のビット数が 8 bit となるものを A クラス，16 bit が B クラス，24 bit が C クラスとよばれていた．

このように，ネットワーク部のアドレスが限定されると，それに応じてホスト部も確定する．ホスト部の数は，その機関で自由に割り振ることができる IP アドレスの数と同値である．

表 2.1　ネットワーク部のビット数とクラス

クラス	ネットワーク部のビット数	最大ホスト数
A	8 bit	16777214
B	16 bit	65534
C	24 bit	254

さて，一旦 IP アドレスを取得した後に，自分の IP アドレスのうちどこまでがネットワーク部であるのか，すなわち，自分の使っている IP アドレスのクラスは何であるかを知るにはどうしたらよいであろうか．IP アドレス中のネットワーク部を同定するものとして，**ネットマスク**とよばれるものがある．これは，IPv4 の 32 bit 表記において，ネットワーク部をすべて 1，ホスト部をすべて 0 と表現したものである．例えば，C クラスのネットマスクは図 2.3 のようになる．

$$11111111\underbrace{11111111 11111111}_{\text{ネットワーク部}}\underbrace{00000000}_{\text{ホスト部}}=255.255.255.0$$

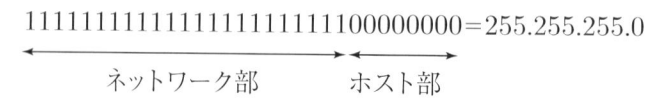

図 2.3　C クラスのネットマスクの例

しかし，上記の割り振りであるとすると，IP アドレスが 50 個しか必要でない機関であっても C クラスが割り当てられ，200 個超のアドレスが有効活用されなくなる恐れがある．IPv4 のアドレスの総数は有限であるので，アドレス数を少しでも節約する必要がある．そこで，ネットワーク部のビット数をあらかじめ確定せず，その機関で必要十分な IP アドレス数を割り当てる方式として**クラスレス**が採用されている．クラスレスでは，ネットワークアドレスの長さを明記する必要があるため，IP アドレスの後に / で区切った数字が書かれている．このネットワーク部の長さを**プリフィックス長**という．

　(例)　　133.31.0.0/28

は，ネットワーク部が 28 bit であることを示す．したがって，ホスト部は 4 bit であり，機関内で割り当て可能な IP アドレスは

　　133.31.0.0〜133.31.0.15

の 16 個となる．

　また，プリフィックス表記では，ネットワーク部の長さが明らかにわかるので，ネットマスクと同様の情報を利用者に配信することができるようになった．

　自分のコンピュータが使っている IP アドレスを確認する方法を Windows 7 OS を例に示しておく．コントロールパネルからネットワークとインターネットを経てネットワーク接続ウィンドウを開くと，現在の接続の概要を見ることができる．このウィンドウの中ほどにある「詳細 (E)..」アイコンをクリックすると，IPv4 アドレスとサブネットマスクを確認することができる (図 2.4)．

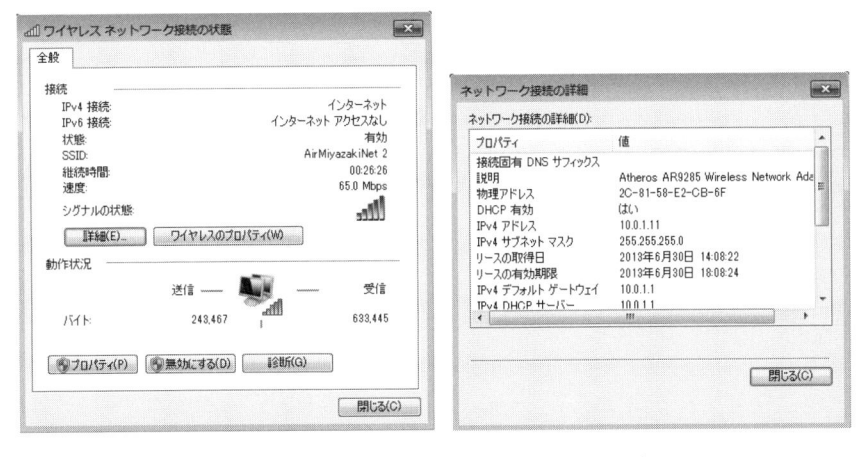

図 2.4　Windows における IP アドレスの確認

2.1.4 機器に割り当てられない IP アドレス

IP アドレスには，機器に割り当てることができず特別な意味をもつものがある．以下にその 2 つについて述べる．1 つはホスト部がすべて 0 の IP アドレスである．これは，その機関を代表する IP アドレスでもあり，機器に割り当てられないものの 1 つである．例えば，133.31.0.0/16 の場合は，133.31.0.0 が 1 つ目の機器に割り当てられない IP アドレスである．2 つ目は，ホスト部がすべて 1 である IP アドレスである．これは，**ブロードキャストアドレス**ともよばれ，その機関内のすべての機器と一斉に通信するための IP アドレスである．先ほどと同様に，133.31.0.0/16 の場合は，133.31.255.255 がブロードキャストアドレスである．

また，IPv4 アドレスには**プライベートアドレス**と**グローバルアドレス**という概念がある．プライベートアドレスはインターネットに直接接続されていないネットワークで自由に使ってよいとされるアドレスで，以下の通り範囲が定められている (プライベートアドレスの範囲).

 10.0.0.0 〜10.255.255.255 (10.0.0.0/8)

 172.16.0.0 〜172.31.255.255 (172.16.0.0/12)

 192.168.0.0 〜192.168.255.255 (192.168.0.0/16)

現在，市販されているルータとよばれる機器を使えば，1 つのグローバルアドレスにプライベートアドレスを代表させることができるため，機関内の複数のコンピュータをインターネットに接続して利用することが可能となってきている．

2.1.5 IPv6 アドレス

IPv4 アドレスはほぼ枯渇する事態となってきている (2.1.2 項参照). そこで, IPv4 に代わるプロトコルとして, **IPv6** に期待が寄せられている. IPv6 はアドレスの長さを 2 進数の 128 bit としている. IPv4 の実に 4 倍のアドレス空間であり, IPv4 の 2^{96} 倍の大きさをもつ. IPv4 ですら, 約 43 億個の空間であることを考えると, いかに巨大なものであるかが想像できる. JPNIC の資料によれば, 地球上の陸地 1 cm^2 あたり 2.2×10^{20} 個の IP アドレスを割り振ることができる数である. さて, 128 bit の 2 進数を IPv4 のように, 8 bit ずつ区切っても 16 個の 10 進数が必要となり効率的な表現であるとはいえない. そこで, 16 bit ごとに区切り, 8 個の 16 進数で表現することになった. 区切り文字は「：」である.

以下に, IPv6 の一例を示しておく.

$$\text{FFDC:BA98:7654:3210:FEDC:BA98:7654:3210}$$

このとき, 連続する 0 のアドレスは省略して表記することができる. 例えば

$$\text{FFDC:0:0:0:FEDC:BA98:7654:3210}$$

は

$$\text{FFDC:::FEDC:BA98:7654:3210}$$

と表記できる. ただし, 連続した 0 が省略できるのは, 1 か所だけに限ることとされている.

2.1.6 IP アドレスの取得方法

IP アドレスの取得方法は, 再分配可能な複数の IP アドレスを取得する場合と, 分配する必要がなく自身のみで利用する IP アドレスを取得する場合の 2 つに分けることができる. IP アドレスを再分配することができる事業者は, **IP アドレス管理指定事業者**とよばれている. したがって, 通常の場合は, IP アドレス管理指定業者に申請して IP アドレスを取得することになる. 一方, IP アドレス管理指定業者は, 日本の場合は JPNIC から直接 IP アドレスを取得することになる. JPNIC では, IP アドレス管理指定業者となる基準が以下のように定められている.

■ **IPv4 アドレスの割り振りを受けたい場合**

1. 申請時から 3 か月以内に /24(256 アドレス) を使用する
2. 1 年以内に /23(512 アドレス) を使うことを証明できる計画を提示できる

2.1 インターネットとイントラネット

■ **IPv6 アドレスの割り振りを受けたい場合**

1. IP 管理指定事業者として IPv4 アドレスの割り振りを受けている場合
   条件はなし.
   ※ IP 指定事業者として IPv4 アドレスの割り振りを受けていることが確認できれば, IPv6 アドレスの最小割り振りサイズ (/32) の割り振りを受けることもできる.

2. 1. 以外の場合
   - 200 以上のネットワークに対して, 2 年以内に IPv6 アドレスの割り当てを行う計画がある.
   - IPv6 アドレスを割り当てた組織に対し, IPv6 での接続性を提供する計画がある.

上記の条件を満たせば, IP 管理指定業者として申請することができる.

2.1.7 WHOIS データベース

JPNIC などのインターネットレジメトリから IP アドレスがどのように割り当てられているかは, **WHOIS** とよばれるデータベースで公開されており, 無償で検索することができる. キーワードとして, IP アドレスや会社名などの事業者名を指定すると, IP アドレスやネットワークの形態情報を取得することができる. キーワードの入力は, http://whois.jprs.jp/ のウェブサービスのほか, UNIX などには, whois クライアントをコマンドラインで利用することができる (図 2.5).

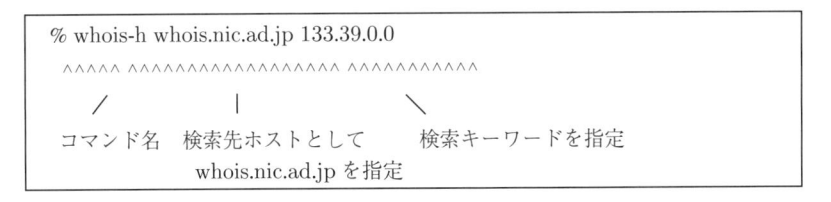

```
% whois-h whois.nic.ad.jp 133.39.0.0
^^^^^ ^^^^^^^^^^^^^^^^^^^ ^^^^^^^^^^^
  /           |                    \
コマンド名  検索先ホストとして     検索キーワードを指定
          whois.nic.ad.jp を指定
```

図 2.5

2.1.8 ドメイン名とは

インターネット上にはコンピュータをはじめ様々な機器が接続されている. これらの機器は IP アドレスによって識別可能ではあるが, 私たちがインターネットを利用する場合は, こうした機器そのものを直接利用することは少なく, 電子メールやウェブサービスなど, 各機器の上に実装されているサービスを提供するソフトウェアを介してその恩恵に預かっている. そこで, そのようなソフトウェアを利用する際は, 数字の羅列による識別ではなく, そのサービスが存在するインターネット上の場所を特定する仕組みが期待された. こうし

て誕生したのが，**ドメイン名**とよばれる仕組みである．ドメイン名は

 taro@tus.ac.jp(電子メールアドレスの場合)

 www.tus.ac.jp(ウェブアドレスの場合)

というように表現されている．

 ドメイン名はピリオドで区切られた**ラベル**で構成されている．それぞれのラベルの長さは1文字以上63文字以下の制限がある．さらに，ドメイン名はピリオドを含めて255文字以下である必要がある．ラベルには，英数字とハイフンを使用することができる．ただし，ハイフンは最初と最後の文字に用いることはできない．また，ラベル中では，大文字と小文字の区別はつけないことになっている．日本語のドメイン名の場合には，全角のひらがな，カタカナ，漢字を用いることができる．しかし，全角を用いた場合は，1つのラベルの長さは15文字以下としなくてはならない．さらに，利用者も日本語文字の入力環境を備えている必要がある．ドメイン名を構成する最も右側のラベルは，**トップレベルドメイン**，以下左側へ，**第2レベルドメイン**，**第3レベルドメイン**とよんでいく．電子メールドメイン名の場合は，「@」マークの左側のラベルは**ローカルパート**とよばれ，このラベルに限り長さの制限が64文字以下となる(図2.6)．

(a) 電子メールのアドレスの場合

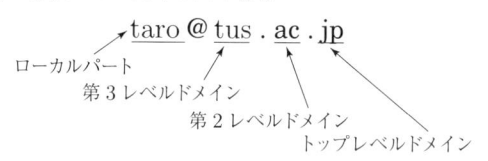

  taro @ tus . ac . jp
  ローカルパート
  第3レベルドメイン
  第2レベルドメイン
  トップレベルドメイン

(b) ウェブのアドレスの場合

  www . tus . ac . jp
  第4レベルドメイン
  第3レベルドメイン
  第2レベルドメイン
  トップレベルドメイン

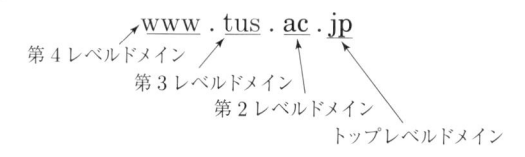

図 2.6　ドメイン名の構成の解説図

2.1.9　ドメインネームシステム (DNS)

 IPアドレスに代わるインターネット上の識別標識としてドメイン名を紹介したが，コンピュータ上で通信を行う際は，ドメイン名をIPアドレスに変換する必要がある．すなわち，IPアドレスとドメイン名を対応付ける仕組みが必要である．これが**ドメインネームシステム (DNS)** である．いわば，インターネットの住所録にあたるものである．DNSをうまく機能させるために，ドメイン名のラベルは無秩序に付けられているわけではない．ドメイン名の空間を

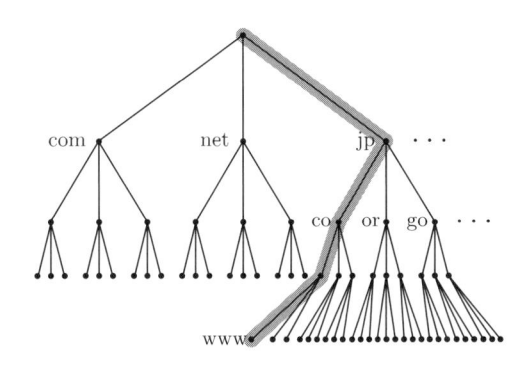

2.1 インターネットとイントラネット

図 2.7 ドメインの樹系図 (JPNIC の HP[*4] より)

図示すると，どのドメイン名も**トップレベルドメイン**から派生した樹系図上に存在するようになっている．ルートとよばれる幹部を頂点として，次の階層にはトップレベルドメインが，その下にそれから派生した第 2 レベルドメインが位置するようになる (図 2.7)．

逆に言えば，ドメイン名が割り当てられるときには，トップレベルドメインは，jp といった国を表す 2 文字からなるラベルや，com, org などの組織の識別名のラベルが与えられている．次の第 2 レベルドメインには，ac(学術機関)，co(株式会社などの事業者)，ne(情報産業関係) などの業種別のラベルが配置されている．実際に，ドメイン名から IP アドレスを見つけることは**名前解決**といわれている．名前解決のために各ドメインに，**ネームサーバ**とよばれる次のレベルのラベルを管理しているコンピュータが配置されている．トップレベルドメインの名前を管理しているサーバは**ルートサーバ**とよばれ，全世界で 13 のルートサーバが配置されている (図 2.8)．

ドメイン名の名前解決はまず，ルートサーバに問い合わせが行われる．するとルートサーバは，第 2 レベルドメインを管理するサーバへトレイスの指令を出す．第 2 レベルドメインを管理するサーバは，ドメイン名の第 3 レベルドメ

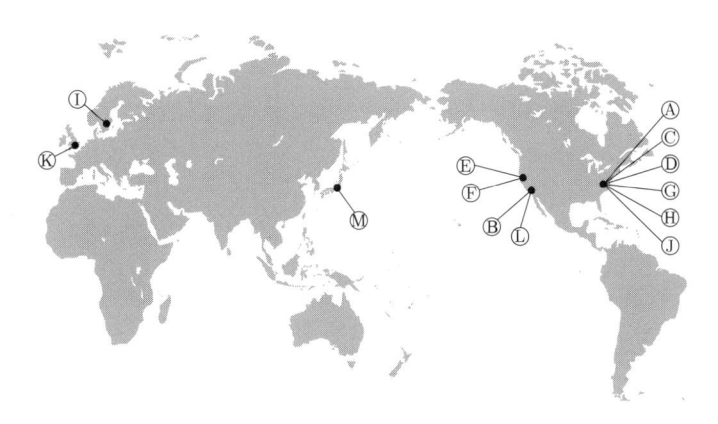

図 2.8 ルートサーバの配置図
日本にも WIDE プロジェクトが担うサーバがある (JPNIC の HP[*5] より)．

インをみて，第3レベルドメインを管理するネームサーバへ問い合わせを委託する．こうして，最後から2番目のドメインレベルを管理するネームサーバに問い合わせが波及し，IPアドレスへの変換が完了する．

2.1.10 ドメイン名の登録方法

利用者が登録できるトップレベルドメイン名は，世界中で共通に利用することができる gTDL とよばれるもの，各国/地域にあらかじめ割り当てられたドメイン名である ccTDL の2種がある．ccTDL は，255種類ほど存在し，**ISO** (**国際標準化機構**, International Organization for Standardization) で規定されている2文字の国コードが原則として使われている．*.*.*.jp の「jp」は ccTDL の1つである．

ドメイン名の登録先は，トップレベルドメインに異なることに注意する．例えば，日本から，.com, .net, .org, .info, .biz, .name, .pro, .museum, .aero, .coop, .jobs, .travel, .mobi, .cat, .asia, .tel などの gTDL トップレベルドメインの登録を行う場合は，**レジストラ**とよばれる登録業者へ申請を行う必要がある．レジストラは**登録事業者**ともよばれている．同様の業務を委任されている業者としては**リセラ** (**取次事業者**) がある．JP ドメインの場合は，ドメイン名指定事業者経由で登録を行うことになる．指定業者は，株式会社日本レジストリサービス [*6] が認定した取次業者である．

ドメイン登録とは，トップレベルごとに存在する管理事業者から登録が認められている期間に限り，登録しようとするドメイン名の管理権限の委任を受けることを意味している．したがって，ドメイン名は，延長可能なものの，期間を限ったリース契約であり，「独自ドメイン名を購入」してドメイン名そのものが登録者の所有物になるわけではない．一方で，ドメイン名の登録時に申請したトップレベルのドメイン名が認められると，それに付随する第2レベルドメイン以下のラベルも自由に決めることができる．さらに，第4や第5のサブドメインも自由に名前を付けることができる．ドメイン名はインターネット上の住所録のようなものである．多くの利用者が実際の恩恵に預かるのは，ウェブを利用するときのURLや電子メールを利用するときの宛先の一部であろう．ドメイン名を登録すると自分の好きなURLでウェブサービスを提供できる他に，独自の電子メールアドレスでメールの送受信を行うことができるようになる．ドメイン名を登録しないでウェブを公開したり，電子メールを利用したりするときは，おおよそ以下のような構造のURLやメールアドレスを使うことになる．

http://www.[利用している ISP 名].ne.jp/~[自分のユーザ名]
　[自分のユーザ名]@[利用している ISP 名].ne.jp
　　(ここで，ISP はインターネットサービスプロバイダーをさす)

2.1 インターネットとイントラネット

一方，独自のドメイン名を登録した場合は

 http://[自分が登録した好きな文字列].jp

 [好きなユーザ名]@[自分が登録した好きな文字列].jp

のようなアドレスの指定が可能である．ただし，実際にこれらのサービスを提供するためには，当該コンピュータで，Apache などのウェブサービス用ソフトウェアや電子メールサービス用の mail サーバソフトウェアを実行しておく必要がある．

2.1.11 プロトコルと URL

2.1.2 項において，「Protocol (プロトコル) はコンピュータ間の通信手順あるいは通信規約をさす．」と記した．IP は，インターネットを構成する基本的なプロトコルの 1 つであるが，**プロトコル**は，インターネット上で展開されている様々なソフトウェアサービスにも存在しており，「ネット上でコンピュータが互いに情報交換するときの言語」として汎用的な意味で理解しておくのがよい．例えば，以下のようなプロトコルが存在している．

 http (hypertext transfer protocol)
 https (hypertext transfer protocol security)
 ftp (file transfer protocol)
 smtp (simple mail transfer protocol)
 sftp (secure ftp)

インターネット上で提供されるサービスの多様化に伴い，新しいプロトコルが発生してくると思っていてよい．IP アドレスやドメイン名は，インターネット上の機器を特定するための住所録であるが，ある機器の上で提供されているサービスの種類も含めて指定するためのアドレスが，**URL** (Uniform Resource Locator) である．多くの方が，URL と聞くと，ウェブサービス上のページを指定するためのアドレスを想像すると思うが，URL の構造は

 [プロトコル種]://[ドメイン名]

という汎用性をもつものである．

したがって，生物種にゲノム配列データをデータベースとして丸ごとダウンロードできる Ensembl プロジェクトの URL は

 ftp://ftp.ensembl.org/pub/release-72/mysql/

となっている．このとき，ファイル転送が行われる際には，ホストのコンピュータとリモートのコンピュータの間では，FTP プロトコルに沿って通信が確保され，ファイルのダウンロードが実行される．また，電子メールサービスは，mail プロトコルによって文字列データが双方向でやり取りされる (2.2 節参照)．

URL: URL の上位概念として URI (Uniform Resource Identifier) がある．URI はリソースの場所あるいは名前のどちらか，または両方を示す場合に用いることができる．

2.1.12　インターネット通信に関するおもな用語について

ここまでは，複数のコンピュータが協調して動作するインターネットの基幹を構成する仕組みについて述べてきが，読者が IP アドレスやドメイン名の申請や自身のコンピュータの設定を行ううえで知っておいた方がよいと思われる用語をいくつか紹介する．

(1)　パケット通信

パケット通信とは，データをある特定の大きさに区切って伝える方法である．データを細分化するとともに，データを統合する際に必要となる情報として，宛先と発信者，何番目のデータかなどの情報 (ヘッダ) を一緒に付けて送る．個々のパケットが通信路を使うのは比較的短時間なため，1 つの通信路で見かけ上複数の通信を行うことが可能となる．インターネット上でのデータ授受の多くは，このパケット通信が使われている．IP アドレスを使ったパケット通信は **IP パケット**とよばれている．IP パケットはヘッダ部とデータ部で構成されており，ヘッダ部はさらに，表 2.2 のような単位の構造になっている．

(2)　ルーティング

ルーティングとは，宛先を指定したパケットが，ネットワークを伝わっていく際の経路を指定するための仕組み．IP ネットワークでは，**ルータ**とよばれる機械がこれを判断する．ルータ同士が互いに通信して情報交換をし，宛先の経由地となるルータを逐次的に見つけていく．最終の到達値が特定できない場合は，バケツリレー式に近くのルータに転送するようになっている．また，こ

表 2.2　ヘッダ部の構造と記載内容

ヘッダ部の構造単位	記載内容
バージョン	IP のバージョンを示す．IPv4 は 4
ヘッダの長さ	IP ヘッダの長さを示す．
サービスタイプ	IP がどのような品質で通信するかを示す．
パケットの長さ	IP ヘッダを含む IP パケット全体の長さを示す．
フラグ	IP パケットが分割されたかどうかを示すフラグ
フラグメントオフセット	IP パケットが分割されたかどうかを示すフラグ分割された場合の順番を示す値
TTL	IP パケットの生存時間．何回までルータを経由できるかを示す値
プロトコル番号	データ部にある上位プロトコル．TCP など
ヘッダチェックサム	IP パケットが破壊されていないかどうかをチェックする．
送信元 IP アドレス	IP パケットの送信元 IP アドレス
宛先 IP アドレス	受信先の IP アドレス
オプション	必要に応じて付けられるもの．通常はない．
Padding	ヘッダの長さを合わせるための調整用フィールド

の方法だと，どこか1か所のルータが壊れても，自動的に新しい迂回路を見つけて通信を継続できるようになる．しかし，ネットワークが複雑になると，様々な経路を割り当てられるようになるので，それに応じて個々のルータが把握しておかなければならない行先情報が増大し，最適な経路の決定に時間がかかるというデメリットも存在している．

(3) End to End

End to End とは，「インターネットにつながっている端末同士ならば，どれに対しても，どこからでもアクセスできる」ことをさす．ただ最近では，セキュリティの面やプライベートアドレスの導入により，インターネットに対して双方向通信を開始できても，インターネット側から呼び出せない機器も存在している．

(4) ベストエフォート

パケット通信の特性上，通信速度の保証が難しく「最大で 10 Mbps」という表現にならざるを得ない．1つの通信路を複数の通信で共有してしまうことから，他のパケットが集中すれば当該パケットを転送する時間が長くなることになる．ベストエフォートは，同時に行われる通信が増えるにつれて1通信あたりの速度が落ちてしまうことを考慮した通信速度の表記である．

(5) DHCP

DHCP (Dynamic Host Configuration Protocol) は，IP ネットワークにおいて IP アドレスや DNS の問い合わせ先サーバなどの設定情報をホストに伝達するための仕組みの1つである．

DHCP はクライアント・サーバ方式で，DHCP サーバが IP アドレスを当該ホストに動的に割り当て，設定情報とともにホストに送信する．例えば，IP アドレスのホスト部が5である機関において，10台のパソコンがあるが，同時に使うのは5台である場合に，DHCPを利用して，現在インターネットを利用しているパソコンのみに，IPアドレスを動的に割り当てることができる．当該パソコンがインターネットの利用を中止すると，その IP アドレスは他のパソコンに再割り当てが可能となる．

(6) TCP/IP

インターネットを利用する際のプロトコルが **TCP/IP** と表現されることがある．IP はコンピュータを識別して通信を始めるためのプロトコルであり，**TCP** は Transmission Control Protocol の略で，実際のデータの転送を行うための規定である．例えば，パケットサイズをどのくらいにするかのようなことと思ってよい．

(7) Ethernet (イーサネット)

Ethernet (イーサネット) とは，コンピュータ同士の通信を可能にするためのハードウェアの規格の 1 つである．パソコンを含め，インターネットでの通信を念頭においたほとんどの電子機器で共通に採用されている．また，有線，無線に関係ない．

2.2 電子メール

2.2.1 電子メール送受信の仕組み

電子メールは，ウェブや動画・音声データが直接ダウンロードできる現代においても，最も利用されているアプリケーションの 1 つといえる．コンピュータ上で Outlook Express や Thunderbird などの様々な電子メール専用ソフトを利用する場合をはじめ，Gmail などのウェブメールにおいても同様の仕組みが使われている．原則としてコンピュータ間で，文字の送受信のみを行うのがメールである．現在では，画像や動画も添付ファイルとして送受信されているがそれは見かけの姿であり，それを実現するための仕組みを理解する必要がある．

例えば，メールの送信に広く用いられているプロトコルである **SMTP** (Simple Mail Transfer Protocol) の場合は，7 bit の US-ASCII のみの送信が許されるプロトコルである．7 bit の US-ASCII 文字は，私たちが広く用いているキーボードで入力することができる半角英数字と + や − など，キーボード上に記載されている文字群であると思えばよい．文字列しか扱えないメールで画像や動画を送信するために，**MIME** (Multi-purpose Internet Mail Extensions) という規格が制定された．

電子メールには，本文以外に，**メールヘッダ**とよばれる部分があり，ヘッダ部には送信先やエンコードの情報などの付加情報が記載される部分である．**ヘッダフィールド**とよばれるラベルがあり，フィールドに様々な情報が記載されている．表 2.3 にヘッダフィールドとその記載内容をまとめる．ヘッダフィールドは，当該メールが送信された時の状況を知る非常に有用な手掛かりとなる．

MIME では，ヘッダ部分で，メールの本体に添付する画像や動画の書式を記述しつつ，それを文字列に変換するための符号化方式を規定したものである．これにより，メールではあらゆるデータが一旦文字列へ変換が行われるものの，受信クライアントで受信後，ヘッダ情報から符号化前のデータへの復元が確実に行えるようになる．これらの情報は Content-Type フィールドに記載されている．このフィールドでは，さらに type, subtype, parameter の 3 つのラベルが用意されている．

2.2 電子メール

表 2.3 電子メールのヘッダフィールドのまとめ

ヘッダフィールド	記載内容
Cc, Bcc	Cc カーボンコピーの受取人，Bcc はブラインドカーボンコピーの受取人のメールアドレス．単数や複数の名前やアドレスを挿入可能
Date	送信者が送信を行った日時
From	送信者のメールアドレス．単数または複数の名前やアドレスも含められる
In-Reply-To	返信元メールなどの Message-ID の値の一覧
Message-ID	メールごとに付加された固有の番号
Received	このメールが届くまでに経由したサーバの IP アドレスおよび経由した日時
Reply-To	送信者が返信先として希望するメールアドレス
Return-Path	SMTP 通信で送信元として伝えられるメールアドレス
Sender	送信者のメールアドレス
Subject	話題を表す短い文．日本語では件名
To	受取人のメールアドレス．単数または複数の名前やアドレスも含められる
X-FROM-DOMAIN	送信者のドメイン
X-IP	送信者のグローバル IP アドレス
X-Mailer	メールクライアント (メーラー) の種別
X-Priority	送信者が指定した重要度

MIME とともに導入されたヘッダフィールド

ヘッダフィールド	記載内容
MIME-Version	MIME のバージョン
Content-Type	type/subtype:parameter の 3 つのサブフィールドでの内容を記述
Content-Transfer-Encoding	データの符号化方法を記載する．7 bit, 8 bit, binary, quoted-printable, base64 のいずれかを指定

　type には，text (テキスト)，image(画像)，audio(音声)，video(動画)，application (アプリケーションプログラム固有のフォーマット) などを指定して，データそのものの型を指定する．type として message, multipart を指定すれば，1 つの MIME メッセージの中にさらに別の MIME メッセージを指定することになる．

　subtype は type のさらに詳細な情報を与えるラベルである．type との組み合わせ事例を以下に示しておく．

　　　text/plain (プレーンテキスト)
　　　text/html (HTML テキスト)
　　　application/xhtml + xml (XHTML テキスト)
　　　image/gif (GIF 画像)
　　　image/jpeg (JPEG 画像)
　　　image/png (PNG 画像)

video/mpeg (MPEG 動画)
application/octet-stream (任意のバイナリデータ)
application/pdf (PDF 文書)
message/rfc822 (RFC 822 形式)
multipart/alternative (HTML メールの HTML とプレーンテキストのように，同じ情報を異なる形式で表したマルチパート)
application/x-www-form-urlencoded (HTTP の POST メソッドによるフォームデータの送信)
multipart/form-data (同上，おもにファイルアップロードを伴う場合)

元来，メールの文字列コードは，7 bit の **US-ASCII** のみであったが，MIME の規定により様々な文字列コードも利用可能である．例えば，日本語のひらがなやカタカナは当然英数字ではないので，従来のメールでは送信することができなかった．しかし，MIME の一部として日本語から 7 bit ASCII への符号化と復元の規則を定義すれば，画像と同様に，受信後に復元が可能である．MIME の規則で日本語を最定義したのが **ISO-2022-JP** である．現在の言語コードとしては UTF-8 が普及している．自身のパソコンで作成した電子メールは，一旦メールサーバに送られ，メールサーバからは，送信用のプロトコルとして SMPT が使われて，送信がなされ，目的のドメイン名をもつメールサーバに送られていく．

一方，受信側のメールサーバからメールを読み出すには，受信プロトコルとして **POP** (Post Office Protocol) や **IMAP** (Internet Massage Access Protocol) を用いて，受信メールサーバからパソコン上のメールクライアントに受信した文字列を転送し，復号化してブラウズすることになる．すなわち，A さんから B さんへの電子メールは，A さんのパソコンから B さんのパソコンへ直接送信されるわけではなく

A さんのパソコン (SMPT) → A さんのメールサーバ (SMPT) → ⋯ →
  → B さんのメールサーバ (POP) → B さんのパソコン

という流れになっている．

2.2.2 電子メールの使い方

多くの電子メール専用ソフトウェア (メーラー) で見受けられるように，送信時に入力・指定すべき項目としては，宛先，返信先 (Reply‐To)，件名，本文の 4 項目である．宛先は，メールを送る相手の電子メールアドレス，返信先は当該電子メールを受け取った相手が返信先を指定するときに，自動的に指定されるメールアドレスである．相手は，返信先のアドレスを手動で変更することができる．件名は，そのメールの見出しのようなものと考えればよい．携帯

2.2 電子メール

電話の電子メールでは記入しない場合も多いが，パソコンなどで電子メールの送受を行う場合，特に，就職面接の申し込みやビジネスメールでは件名が空白となることはない．本文には，電子メールで伝えたい内容を記述する．文字とともに，画像や動画を送ることもできる．本文以外にあらかじめ用意したファイルを添えることは「添付する」と表現されている．したがって，メーラーの中に，「添付」というメニューがあれば，それは，動画や画像など，本文以外のものを添えるための機能である．メーラーの構成は，洗練されてきているので，画面を見ればおおよその使い方は想像できる．

一方，初心者が戸惑うのは環境設定の項目であろう．電子メールを使うためには，送信サーバと受信サーバの設定が必要である (2.2.1 項参照)．メーラーの設定画面では，**送信サーバは SMTP サーバ**と記載されていることも多い (図 2.9)．

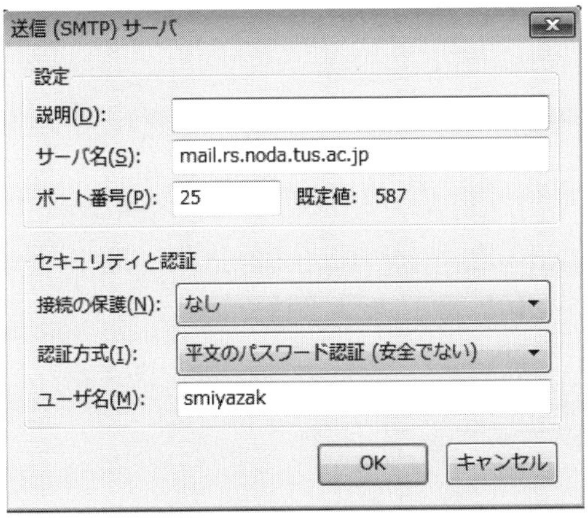

図 2.9 送信サーバの設定例

図 2.9 のように，これらの設定では，メールを送信するサーバのドメイン名とポート番号が必要となる．また，その送信サーバにアクセスするためのユーザ ID とそのパスワードの入力が必要である．ユーザ ID は，通常メールアドレスのローカルパートの文字列である．

また，**受信サーバ**の指定も行う必要がある．受信サーバからメールを取得する際に使うプロトコルによって，メーラーの設定画面では **POP サーバ**と表現されていることも多い (図 2.10)．送信サーバと同様に，サーバのドメイン名とポート番号，サーバへのログインするためのユーザ ID が必要である．送信サーバと同様に，この ID は電子メール用の ID であるので，通常は電子メールアドレスのローカルパートの文字列がこれに値する．

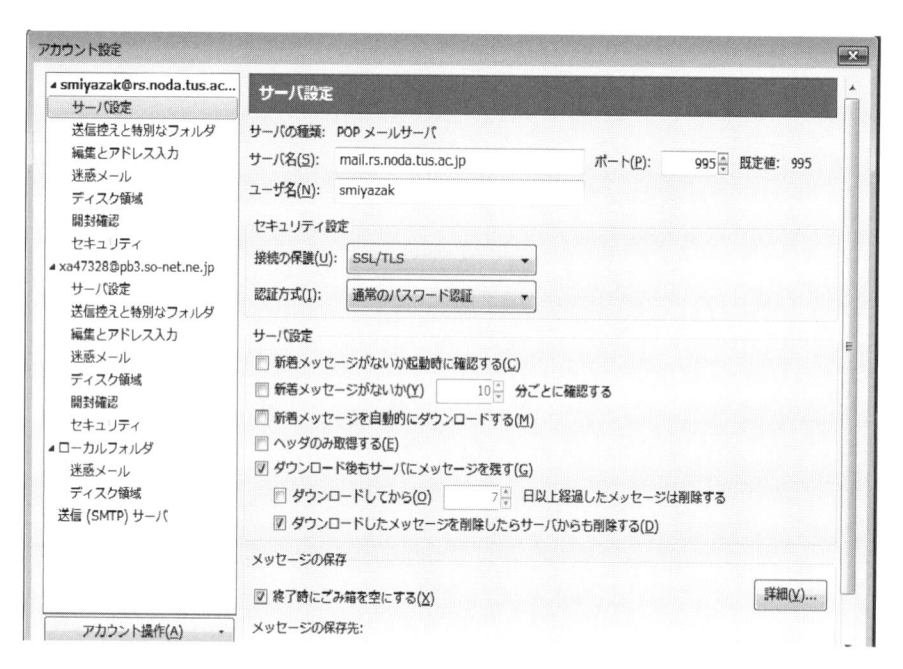

図 2.10 受信サーバの設定

2.2.3 電子メールトラブル事例集

ここでは，電子メールの送受信に対して多くの利用者を悩ませる事例を取り上げ，原因や解決策を述べる．

(1) メールの送信ができない

まず，送信サーバ (SMTP) の設定に誤りがないかチェックする．それでも送信できない場合は，**POP before SMTP** が原因である可能性がある．SMTP において，最初にメールの受信確認をしてからでないと送信できない設定になっている場合がある．これは，**スパム (迷惑) メール**の防止のためでもある．メールの送受信の際に正規ユーザかどうかの確認は，メール受信の際の **POP 認証**が唯一確実な方法となっていることによる．一般に，SMTP は認証機能をもっていない．そのため，メールの送信ができない場合は，「受信をしてから送信」を試してみる．

(2) HTML 形式とテキスト形式の選択

電子メールで本文を入力する際に，太字や斜体などの文字修飾やフォントの大きさを変える，あるいは簡単な表を挿入したりできれば，より表現力が増すことは間違いない．現在のメーラーは編集機能として文字修飾などの機能を備えてきている．これらの書式付きの本文は，**HTML 形式**で送受信されるよう

HTML: Hyper Text Makeup Language の略．詳しくは 3 章参照．

2.2 電子メール

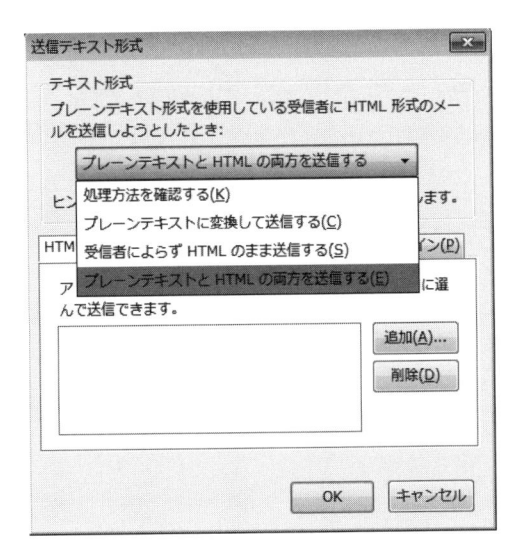

図2.11 送信テキスト形式

になっている．しかし，メーラーによっては，HTML形式が扱えないものもある．そこで，書式が編集可能なメーラーには送信時に，どの形式で送信し得るかを選択できるメニューが備わっている (図 2.11)．

(3) 「ホスト＊＊＊が見つかりません」と表示される

メールの送受信をした際に，「ホスト'＊＊＊'が見つかりません．サーバ名が正しいことを確認してください．」というエラーメッセージが表示された場合，受信時はPOPサーバのDNS，POPサーバへアクセスするための電子メールアドレスの入力ミスがないかを確認し，送信時はSMTPサーバのDNSに間違いがないか，送信先のメールアドレスに間違いがないかを確認する．

(4) メールを送信したところ，メールサーバから「メールボックス がオーバーフローしていて送信に失敗した」という内容のメールが送られてきた

メールの受信サーバには，1ユーザあたりのメールボックスの容量が決められている．この容量を超過すると，それ以降のメールは，メールボックスに保存できなくなる．メールボックスから既読のメールや必要ないメールは定期的に削除していく必要がある．

(5) メールを送信したところ，MAILER-DAEMONから不達の返信があった

MAILER-DAEMONは，文献ではメールデーモンと紹介されることも多い．存在しないメールアドレスを入力したときに起こる．

User-unknownの記載があればメールアドレスのローカルパートに，Host-unknownとあればドメインに入力ミスがあった可能性が高い．

daemon: ギリシャ神話の神霊ダイモン（神と人間を取り持つ）のこと．悪霊をさすdemonではない．神をOSと解釈し，コンピュータとユーザの仲立ちをしているサービスプログラムをさす．

(6) 写真などの画像や動画が送信できない

　ほとんどのメールサーバでは，電子メール1通あたりには，送受信の制限がある．現在は，おおよそ10 Mbyte前後である場合が多い．解像度の高い写真や動画を添付する際には，圧縮するか，解像度が低いものにあらかじめ変換しておくことを勧める．

(7) ダブルクリックで添付ファイルが開かない

　コンピュータOSが，自動的に，ファイルとそのファイルが編集可能なソフトウェアを見つけられるのは，ファイル名の語尾にある**拡張子**とよばれる3～4文字とその電子機器にインストールされているソフトウェアの対応表があらかじめ用意されているからである．

　例えば，＊＊＊.docや＊＊＊.docxは，Microsoft Wordと関連付けるように登録されている．もし，添付されてきたファイルの拡張子が，受信者のパソコンに登録されていない場合は，OSが自動的に最適なソフトウェアを見つけることができない．A00001.fasというファイルの場合，拡張子は.fasである．OSが自動で見つけられなくても，A00001.fasがテキストファイルであれば，ダブルクリックを止め，Microsoft Wordを先に起動し，「開く」メニューから当該ファイルを選択すればよい．

(8) 受信サーバの設定が正しいことは確認したが，「サーバへの接続が失敗しました」というメッセージが出る

　「このサーバはセキュリティで保護された接続(SSL)が必要」のチェックボックスにチェックが入っていたら，チェックを外す．

(9) 受信した**URL**をクリックして開こうとする**C**ドライブが開く

　通常使うブラウザがInternet Explorerになっていないのが原因である．

　Windows OSの場合は，インターネットオプション→プログラム→規定のブラウザで，「Internet Exoplorが既定のブラウザでない場合は通知する」のチェックボックスにチェックを入れる．

(10) 改行の位置がばらばらで読みづらいメールを受信した

　1行の長さを何文字にするかはメーラーで自動設定されている場合が多い．そのため，標準的には半角76文字(全角なら38文字)であれば，76文字の直後にユーザが意識しなくても改行マークが挿入されていく．しかし，メーラーの編集画面をパソコン画面いっぱいに広げていた場合，メーラーの表示機能がこの改行マークを無視して画面いっぱいまで1行を表示することも少なくない．また，その際には画面の表示の長さで余計な改行マークを挿入することがある．

2.2 電子メール

ほとんどのユーザは改行マークが挿入されていることを意識することなくメールの送受信を行ってしまっている．送信者と受信者が同じ OS あるいはメーラーを使っている場合は，自動的に挿入された改行マークが表面化しないが，Windows と Mac OS，Windows と Linux などのように，そもそも利用している OS が異なる場合は，改行マークが「陽」に働くため，表示とは関係なく改行が入り，結果として読みづらいメールが受信されてしまうことが少なくない．これを防ぐには，送信時に，35 文字程度で必ず改行しておくことを勧める．そうしておけば異なる OS やメーラーで受信したとしても，受け取った側が不愉快な思いをすることは避けられるはずである．

(11) 受信したメールの一部で文字化けが起こっている

送信者が，半角カタカナや，旧字体の難しい漢字，①②③などの「機種依存文字」とよばれるものを用いた可能性が高い．電子メールの送受信に対しては，本文で記したように，「文字」をコード化する規格があり，テキスト部分はすべてコード化して送られている．例えば，日本語文字は ISO-2022-JP などのコード規格が使われている．

受信側では，ヘッダ情報によってコードを解読して表示するが，規格外の文字を入力した場合は解読に失敗してしまう．したがって，送信する際には，相手が本文を読めるように，第 1 水準の漢字を使うなど，「標準的な」文字のみで本文を記述することが望ましい．

(12) 受信したメールの本文が文字化けしていて読めない

電子メールには，送受信時に様々な言語をコード化する数多くのコード規格が存在している．通常は，メーラーが送信側でのコードを自動的に認識して変換するが，変換に失敗する場合がある．英語圏以外の外国語のメールを受信した場合はその可能性が高まる．メーラーには，手動でコード変換をするメニューがあるので，再変換を試みる必要がある．

▌注釈

*1　http://www.icann.org/
*2　https://www.nic.ad.jp/ja/ip/admin-basic.html
*3　https://www.nic.ad.jp/ja/
*4　https://www.nic.ad.jp/ja/dom/system.html
*5　https://www.nic.ad.jp/ja/newsletter/No45/NL45_0800.pdf
*6　http://jprs.jp/

■演習問題

2.1 自分のパソコンに割り当てられている IP アドレスを調べて示しなさい．また，そのアドレスを 2 進数表記に変換しなさい．

2.2 現在のネットワーク環境でのブロードキャストアドレスを調べて示しなさい．

2.3 WHOIS データベースにアクセスして，所属している大学に割り当てられている IP アドレスや DNS の情報を検索しなさい．

2.4 現在使っているメーラーに設定されている POP サーバと SMTP サーバのドメイン名を答えなさい．

2.5 電子メールのヘッダ部分を表示し，ヘッダフィールドの情報からわかる事項をできるだけ多く述べなさい．

3
情報発信と共有

　情報化社会といわれる今日，あらゆる情報がデジタル化され，ネットワーク内を縦横に流れ，情報の送り手はその受け手と容易に結び付き，送り手と受け手はその役割を交互に変えながら，情報を送り出す動機と意欲を共有する．だからこそ，創造的な情報を作り出すことへの意欲をそがない社会,「表現の自由」が確保された社会を作り出さなければならない．このような意識の共有は，コンピュータを使いこなす能力やインターネットを使いこなす能力などの情報リテラシーの基本をなすものである．

　本章では，創造的な情報を情報化社会の中で公共の財として共有するとはいかなることであるかについて知的財産権を通して学び，特に著作権に関して詳しく解説する．また，インターネットにおける WWW (World Wide Web) の仕組みと，その電子商取引への展開，ユーザ参加型の WWW サービスの現状などを取りまとめる．さらに，インターネットに潜む悪意ある情報の奪取，インターネットを支える仕組みに対する攻撃とそれによって生み出される混乱（あるいは戦争）についても述べる．

3.1 情報化社会と法律

3.1.1 知的財産権

　知的財産権とは，産業財産権や著作権など，人間の知的な創作活動から生み出される情報に対して一定期間の独占的な使用を認める権利の総称である（表3.1）．物ではない情報に対して財産的な所有を認めるため，**無体財産権**ともいう．財産権の典型である所有権は永久に保護される．一方，知的財産権は一定の保護期間の後にその独占権は消失し，自由に使用が認められ，社会の公益に寄与するものとなる．このような独占権の消失により知的財産権はパブリックドメイン（公有）に入る．知的財産権は，特定の個人や企業に対して永続的に私的利益を提供するためにあるのではない．

　産業財産権としての特許権，実用新案権，商標権，意匠権はその権利の発生

表 3.1　知的財産権 (産業財産権と著作権)

産業財産権	特許権	発明を保護する
	実用新案権	物品の形状や構造などに関する考案を保護する
	商標権	商標を保護する
	意匠権	デザイン (意匠) を保護する
著作権		表現を保護する

に特許庁への出願と登録が必要な方式主義をとる．一方，**著作権**は産業財産権と異なり，情報を創作した事実と同時に発生する権利である．

上に掲げた各種の知的財産権を定める法律が**知的財産法**であり，情報の流通をコントロールする法律である．知的財産法は模倣が「許される情報」と「許されない情報」を区別し，模倣が許されない情報が他人によって模倣されること，他人の創作した情報や信用に便乗する行為を禁止する．

(1) 特許権

特許権は，「発明」に対して，公開を前提として一定期間の独占的な使用を認める権利である．日本では，特許権の保護期間は，設定登録時から始まり，特許出願の日から 20 年をもって終了する．特許を受けるためには特許庁に特許出願し，審査官による審査を受け，特許を認める特許査定を得なければならない．また，特許権は特許原簿に特許権の設定が登録されてはじめて発生する．

特許権を定める特許法は「発明の保護及び利用を図ることにより，発明を奨励し，もつて産業の発達に寄与することを目的」とし，「発明」を「自然法則を利用した技術的思想の創作のうち高度のもの」と定義している．このため，単なる自然法則の発見などは同法の保護の対象とはならない．

しかし，近年，人の遺伝子，タンパク質，細胞に特許権が設定され，「生命の私有化」として批判されている．これらは「発明」ではなく「発見」であり，特許権として保護されるのは発明であったはずだからである．一方，特許権を出願する企業は，将来を保証する独占的な使用が認められなければ，莫大な経費をかけた研究開発はできないと主張する．

■ 製法特許と物質特許

特許には**製法特許**と**物質特許**の 2 種類がある．日本は 1976 年に製法特許に加え，物質特許が導入された．製法特許は医薬品の成分などの製造方法にかかわる特許権で，同じ化学物質を製造する場合であっても製法が異なれば特許を取得することができる．一方，物質特許では新しく発見された化学物質のあらゆる用途での使用と，あらゆる製造方法による製造が保護の対象となる．

日本では物質特許への移行後も，製法特許は存在しており，特許による保護期間が満了した化学物質に対して，新たな製法特許を得ることができる．

■ 医薬品における特許権

特許権は出願の日から20年をもって満了する．しかし，医薬品や農薬に関する発明では5年を限度として保護期間を延長することができる．薬事法に基づく製造承認あるいは農薬取締法に基づく登録などの法律の規制により，発明を実施できなかった場合などに適用される．

医薬品では特許権の保護期間満了後に，別の医薬品製造会社が**後発**(ジェネリック)**医薬品**として製造・販売することができる．この場合も製造承認を受けなければならない．

このため，承認のために医薬品を製造し，各種の試験を行い，収集した結果をもとに承認申請する行為を期間満了前に行い得るかが争われてきた．特許権の効力が及ばない範囲として規定された「試験または研究のためにする特許発明の実施」の「試験」にあたるかどうかの司法判断は侵害と非侵害の2つに分かれている．

(2) 実用新案権，商標権，意匠権

実用新案権は簡易特許ともよばれ，物品の形状や構造などに関する考案(**実用新案**)を保護し，その保護期間は10年である．特許と同様に特許庁に実用新案の登録を出願するが，特許と異なり審査官による審査を経ることなく登録が認められる．

商標権は人の知覚によって認識することができるもののうち，文字，図形，記号，立体的形状もしくは色彩またはこれらの結合，音など政令で定めるもの(**標章**)を保護し，**意匠権**は物品の形，模様，色彩，またはこれらの組み合わせとしてのデザイン(**意匠**)を保護する．商標権と意匠権も実用新案権と同様に特許庁への登録制をとり，その保護期間は商標権で10年，意匠権で20年である．商標権は更新可能で，半永久的に保持することができる．

(3) 著作権

著作権は文学，学術，美術，音楽などの作品を他人が利用することについて，その作品を創作した者(著作者)がもつ「表現」を保護する権利である．他人の作品を模倣するのではなく，創作する人間の考え方や感情が作品に表現されていれば，その作品は「著作物」にあたる．創作の質は問わないため，実際に利用されるかどうかにかかわらず，**著作権法**により保護される．著作者は創作した事実によって自動的に著作権を有することになっており，公的な機関への登録などは不要である．

ただし，ある対象が著作物であるかどうかが争われた場合，その区別をなすのは裁判所である．なお，著作権は「表現」を対象とする権利であり，内容やアイデアには認められない．

著作者の権利は**著作者人格権**と**著作権 (財産権)** からなる.

■ 著作者人格権

著作者人格権は次の 3 つの権利から構成される (表 3.2). 著作者が著作物に対してもつ人格的利益の保護を目的とする権利である.

本名を使わずにペンネームを使うことや, 他人が勝手に作品の内容を書き換えることを防ぐ権利である. この権利は他人に譲渡することはできず, また, 放棄することもできない.

表 3.2 著作者人格権

公表権	著作物の公表を決定する権利
氏名表示権	著作物上の著作者名の表示方法を決定する権利
同一性保持権	著作物のタイトルや表現の変更を防ぐ権利

■ 著作権 (財産権)

著作権 (財産権) は経済的な利益を確保することを目的とした権利である. 財産権であるから他人に譲渡し, 相続することができる. また, 放棄することもできる. ただし, 他人に譲渡した場合でも著作物に対する著作人格権はもともとの著作者に留まる. 著作権 (財産権) の代表的なものを表 3.3 に示す.

表 3.3 著作権 (財産権)

複製権	著作物の複製をコントロールする権利 (複製権は著作権 (財産権) の中核をなす最も重要な権利である)	
二次的著作物の創作権	原著作物を他人が翻訳, 編曲, 翻案するなどの二次的著作物の創作をコントロールする権利	
二次的著作物の利用に関する許諾権	原著作者が二次的著作物の利用をコントロールする権利	
公衆送信権	著作物の放送やインターネットへの送信をコントロールする権利 (公衆送信権には放送権, 有線放送権, 自動公衆送信権が含まれる)	
	放送権	著作物の無線放送をコントロールする権利
	有線放送権	CATV などによる有線放送をコントロールする権利
	自動公衆送信権	インターネットにおける公衆からの求めに応じて行うインターラクティブ送信をコントロールする権利 (送信可能化権が含まれる)

■ 公衆送信と送信可能化

従来の放送や有線放送は, 放送事業者が著作物などの情報を一方的に送り出すものであった. 一方, インターネットにおける WWW サービスは不特定多数のユーザの求めに応じて情報を自動的に送信する双方向の通信である. この

3.1 情報化社会と法律

ようなインターラクティブな通信をコントロールする権利を**自動公衆送信権**という．**公衆送信**とは，従来の放送と有線放送に自動公衆送信を加えた新たな情報伝達の概念であり，自動公衆送信には**送信可能化**が含まれる．

自動公衆送信するためには著作物をサーバなどのコンピュータにアップロードし，公衆の求めに応じて自動的に送信するための準備が必要である．この段階で情報の複製が発生し，この複製された情報にアクセスできる状態にすることが送信可能化である．実際に公衆からのアクセスがあるかどうかに関係なく，他人の著作物をコンピュータにアップロードすれば，その時点で著作者のもつ「著作物を公衆送信する権利」を侵害したことになる．

■ 機能的著作物

著作権は表現を保護する権利であるが，1985年の著作権法の改正により，コンピュータへの指令書であるプログラムを**機能的著作物**として保護の対象に加えた．プログラムの価値は表現ではなく，その機能にあるため，著作権法は技術保護をその守備範囲に入れたことになる．しかし，著作権法はアイデアを保護しないため，プログラムにおける表現とその技術的なアイデアの境界が問題となる．

一方，ソフトウェアを始めとする機能的著作物を自由に複製，研究し，他者が改変できることは社会に利益をもたらす．このような共同的な創作活動のための著作権の利用を**コピーレフト** (copyleft) とよび，それによって保護された著作物を**オープンコンテンツ**という．コピーレフトは著作権を否定するものではなく，共有を前提として著作者と著作物を保護するものである．

■ 編集著作物

著作物とは人の手で一定の工夫がなされたものであり，何らの加工もされていない数値などのデータには著作権がない．ただし，電話帳や名簿などの一定の加工が施されたデータの集合体には**編集著作物**としての著作権が認められている．さらに，「情報の選択または体系的な構成」によって創造性を有するデータベースは著作物としての保護を受ける．ただし，ここでいうデータベースとは検索機能をもつものである．

データベースは蓄積されている論文などの著作物とは別個の保護を受ける二次的著作物である．このため，データベースの全体を複製する場合には，データベースの複製権と同時に蓄積されている著作物の複製権が働くことになる．

■ 著作権 (財産権) の保護期間

日本における著作権 (財産権) の保護期間は，2018年の環太平洋パートナーシップに関する包括的及び先進的な協定 (TPP11) の発効によって，著作者の

生存中と死後 70 年間となった.

TPP11 発効以前は日本の著作権の保護期間は死後 50 年間であったが, アメリカおよび EU 加盟国では死後 70 年間とされていた. このため, 欧米の国々と同様の保護期間に延長するべきとの意見が, 日本文藝家協会や日本音楽著作権協会 (JASRAC) などの著作権関連団体を中心に根強くあった.

一方, 保護期間の延長は死蔵作品を増やすことにつながるとして反対したのは**青空文庫**である. 青空文庫は保護期間を経過したか, 著作者が公開を了承した作品を電子化して公開する**電子図書館**である.

企業における業務の中で作成される著作物は, **法人著作物** (または**職務著作物**) とよばれ, 個人が作成したものであっても著作者は企業などの法人である. このような法人著作物の著作権の保護期間も TPP11 の発効によって, 公表後 70 年間となった. アメリカでは 1998 年にソニー・ボノ著作権延長法が成立し, 法人著作物の著作権 (財産権) の保護期間は公表後 95 年間となった. ウォルト・ディズニー・カンパニーが強硬に成立させた**ミッキーマウス保護法**ともいわれている.

■ 著作権と国際条約

著作権に関する国際条約の代表的なものには, **ベルヌ条約**と**万国著作権条約**の 2 つがある. ベルヌ条約は著作権の獲得に登録や表示の手続きを必要としない無方式主義を採用し, 万国著作権条約は手続きを必要とする方式主義を採用している.

万国著作権条約は著作権の無方式主義を採用するベルヌ条約加盟国と方式主義を採用する国とを結ぶ条約として成立した. この条約によって方式主義を採用する国でも, 著作物に**コピーライトマーク**ⓒを表示することにより, 無方式主義を採用する国の著作物を保護することになった. 日本はこの 2 つの条約に加盟している. 日本がベルヌ条約に加盟したのは 1899 年である. アメリカが加盟したのは 1989 年のことで, それまでは万国著作権条約のみに加盟した方式主義を採用する国であった.

コピーライトマークの表記法は, ⓒの後ろに「著作者名」,「最初の発行年」(修正した場合はその修正年) である. なお, 日本は無方式主義を採用しているため, このような表記は不要である. 著作権に対して方式主義を採用し, 万国著作権条約に加盟する国においてのみ, このⓒ表記が意味をもつ. ただし, 個人あるいは企業の著作権を主張するために, ベルヌ条約加盟国においてもコピーライトマークを付けるのが一般的である.

■ デジタル情報に関する著作権

著作権の中で最も重要な権利は複製権であり, 複製により不当な利益を得ることや, 正当な利益を侵害することが禁じられている. 複製とは「有形的再製」

とされ，物の中に再生可能な形で情報を固定することである．かつて情報は物に固定され，その物を流通させることによって流通した．書籍は紙の上に，写真はフィルムの上に，音楽はレコード盤や磁気テープの上に創造的な表現としての情報を固定したものである．

あらゆる情報がデジタル化され，ネットワークを流通する情報化社会への移行は，著作権の概念を大きく変えた．情報のデジタル化は，物を離れて情報そのものがネットワークの中を高速に流通すること，容易に複製すること，容易に加工することを可能にしたからである．デジタル情報は完全に複製され，オリジナルと複製の区別がない．このような情報の流通をコントロールすることは難しく，著作権法による権利の制限はプライバシーや表現の自由など，他の社会的価値とのバランスで決定されなければならない．

私的な使用を目的とした複製は自由とされるが，私的な使用と私的ではない使用の境界とは何か，また，著作権の保護の対象となる情報と単なるデータの境界とは何かが問題となる．

情報のデジタル化とネットワーク化によって，著作物の著作者とその受け手がインターラクティブに結び付く新たな情報流通の形態が生み出された．このような双方向の情報流通の中で，受け手からの著作者へのメッセージが新たな創造へのインセンティブを与え，受け手はさらに豊かな創作物を著作者から得られるようになった．このような著作者からの「贈り物」への「感謝」の気持ちがますます重要な時代が情報化社会である．また，音楽も映像も本も必要なものはすべてインターネットの中にあり，必要なものは共有する時代が到来している．このような生き方を大切にするためには著作物へ敬意を払い，著作権を侵害しないことが重要である．

インターネットを流通する無形の情報は本来誰のものでもなく，一定期間を過ぎれば公共のものである．その上で，創作物に敬意を払い，著作者への感謝の気持ちを忘れないことが新たな創造を支えている．著作権を軽んじる社会は，創造へのインセンティブを失い，優れた作品に出会えなくなる．一方で，著作権の財産権が肥大化した社会は，模倣することを不当に否定する結果，新たな創造へのインセンティブを失ってしまう．

適切な模倣は新たな創作のために奨励されるべきである．白雪姫はグリム童話からの借り物であり，ミュージカル「レ・ミゼラブル」はユーゴの「ああ無情」，「ウエストサイド物語」はシェークスピアの「ロミオとジュリエット」からの借り物である [*1]．しかし，それらの作品は創作物としての高い水準をもっている．ウォルト・ディズニーも過去の物語「白雪姫」「ピノキオ」「美女と野獣」からディズニーアニメ映画を作り出した．ディズニーのもつ「白雪姫」の著作権もすでに切れて，パブリックドメインに入っている．しかし，「白雪姫」はなおディズニーキャラクターとして商標権で保護され，その保護期間は事実上永遠である．

■ デジタル情報の一時的な蓄積と複製権

デジタル情報を CD などの記憶媒体へ複写することは複製である．一方，RAM などの揮発性メモリにデジタル情報を一時的に蓄積することは，瞬間的かつ過渡的であって複製にはあたらない．

WWW サーバ内に蓄積されたウェブページ情報は，受信者の要求によりサーバからクライアント PC に転送され，クライアント PC の揮発性メモリに一時的に複製される．これがブラウザで解釈され，文字をはじめとする様々な情報として画面に再生される．仮に，このような一時的な蓄積が複製とされていたならば，著作者の許諾なしにはウェブページを閲覧することができなくなっていたことだろう．

ウェブページ情報を一時的に蓄積し，インターネットにおけるパケット通信を効率化する仕組みに**キャッシュ**がある (図 3.1)．キャッシュは一度閲覧されたウェブページを，その通信経路内に置かれたサーバに一時的に蓄積し，再び送信が要求された場合には URL で指定されたサーバではなく，このキャッシュサーバ (プロキシサーバ) に蓄積された情報を送信する．

この情報の一時的な蓄積が複製にあたるかが議論されてきた．2009 年 6 月の著作権法の改正で，著作物の送信の中継の効率化 (**キャッシング**) などの目的で行われる複製行為は，WWW サーバの**ミラーリング**や**バックアップ**と合わせて，複製にあたらないという権利制限が認められた．

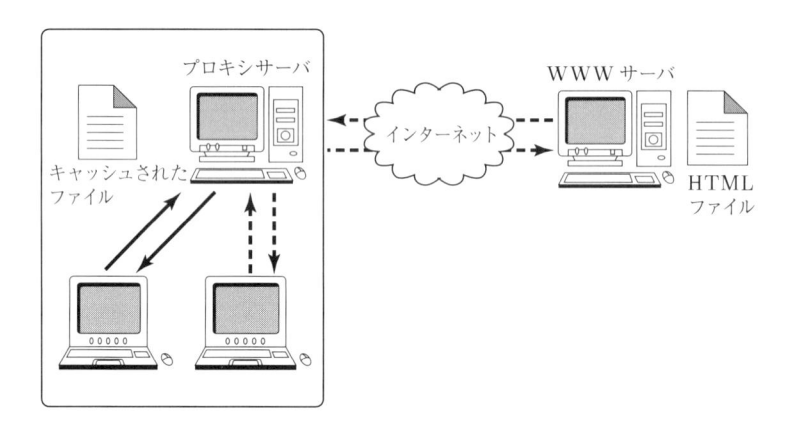

図 3.1　プロキシサーバによるキャッシュの仕組み

■ 著作権の許諾

著作物を複製あるいは改作するなどの場合には，著作者からの許可を受けなければならない．ただし，著作権による保護を受けない出版物として，憲法やその他の法令，国または地方公共団体が発する告示，訓令，通達，その他これに類するもの，さらに裁判所の判決，また判例などの編集物，官公庁の PR 資料などがある．これらは転載を禁ずる旨の表示がない限り，自由に複製して

よい.

　ただし，国または地方公共団体が発行する白書・報告書は，通常の著作物と同様の保護を受ける.

　また，次の場合には著作権は制限され，著作者からの許可を得る必要はない.
(1)　私的使用のための複製
(2)　図書館における複製 (利用者の求めに応じ，その調査研究のために，公表された著作物の一部の複製物を提供する場合)
(3)　学校その他の教育機関における複製 (教育を担当する者が授業を受ける者に必要と認められる限度で複製物を提供する場合，ただし，複製物にはその著作物の出所を明示すること)
(4)　公表された著作物を自分の著作物に引用して利用する場合 (ただし，著作物の出所を明示すること，引用に必然性があること，主従関係で従であること)

　ウェブページにおけるリンクは他のウェブページを参照する機能であり，その許される参照とは (4) で述べた引用の範囲である．通常のリンクは無断リンクであっても原則として著作権の侵害にはあたらず，むしろ他者の情報評価を通してインターネットにおける情報流通に参加する行為である．

■ 自由利用マーク

　自分の著作物を自由に使ってもらってよいと考える場合に，その著作者の意思を表示するのが**自由利用マーク**である (図 3.2)．「プリントアウト・コピー・無料配布」OK マーク (図 (a))，「障害者のための非営利目的利用」OK マーク (図 (b))，「学校教育のための非営利目的利用」OK マーク (図 (c)) の 3 種類がある．

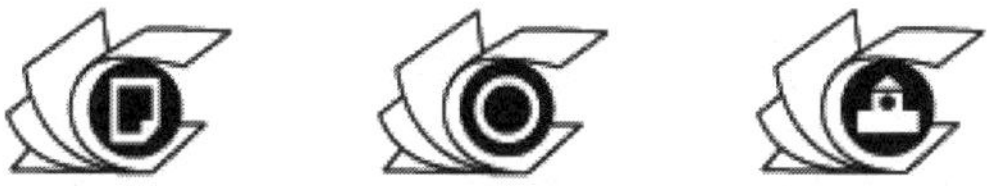

(a)　コピー OK　　(b)　障害者 OK　　(c)　学校教育 OK

図 3.2　自由利用マーク

■ 著作隣接権

　著作隣接権とは，著作物の公衆への送信に重要な役割を果たしている実演家，レコード製作者，放送事業者，有線放送事業者に与えられる権利である．

　通常，これらの者は著作物を創造するのではなく，著作物を利用する立場であるが，録音や録画技術の進歩を背景として，著作権の枠外で著作隣接権によって保護される．例えば，レコード製作者はレコードの複製，送信可能化，譲渡，貸与などを行う権利をもつ．

3.1.2 プライバシー権

　プライバシーにかかわる権利は，不当で望ましくない公開にさらされることなく，1人で自分の生活を送る権利，「ひとりにしておかれる権利」として生まれた．その後，この**プライバシー権**は個人，グループまたは組織が自己に関する情報を，いつ，どのように，またどの程度に他人に伝えるかを自ら決定できる権利と再定義され，1960年代以降，プライバシー権の代表的な定義として定着した．

　このようなプライバシー権に基づくプライバシーの保護は**個人情報の保護**に他ならない．プライバシーを自己情報のコントロール権と捉える今日では，医療従事者の守秘義務は医療を成立させるためのものとしてではなく，患者の権利を守るための個人情報の保護の考え方に変化した．

(1) 肖像権

　著作権などを含めた知的財産権は知的財産法に定められた権利である．一方，肖像権は明文化された権利ではない．しかし，著作権と同様に，人格権と財産権の両面をもち，**肖像権(人格権)** は自らの写真・映像の撮影や，その公表をコントロールできる権利であり，プライバシーとして保護されるべき個人の権利である．また，**肖像権(財産権)** は**パブリシティー権**ともよばれ，自らの肖像を用いて対価を受ける商業的な権利である．

　通常の生活を送る個人であっても本人と特定できる写真などをウェブページやSNS (Social Networking Service) などに承諾なしに掲載されること，さらに悪意をもって掲載する，いわゆる「さらし」行為などはプライバシー権の侵害となる．ただし，一般に公共の場所で不特定多数の人物を撮影した場合，あるいは風景の一部といえる場合は肖像権の侵害とはならない．

(2) PC利用におけるプライバシー

　PCのOSは基本的に複数のユーザを想定し，各人のアカウントはパスワードによって守られる．しかし，どのようなOSであれ，パスワードを知られれば，すべてのファイルにアクセスされてしまう．他人とコンピュータを共有する場合，個人的なファイルのプライバシーを保護するためには暗号化が必要になる．

　ノートPCは持ち運びが便利であるため盗まれやすい．万が一の場合に備えて重要な情報は暗号化を施しておかなければならない．また，重要な情報を保存していたコンピュータを廃棄する場合は，ハードディスクを取り出し，物理的に破壊しなければならない．ハードディスクからデータを本当に消去することはできないため，無傷で手に入れられればデータを読み出すことができるからである．

3.2 WWWサービスと情報発信

3.2.1 WWWの特徴

WWW (World Wide Web) における情報提供はボランタリーな精神によって支えられている．このような精神こそがインターネットに社会の能力を拡大する力を与える．人と人が情報を交換することによって社会が成立し，社会と社会が情報を交換することによって世界が成立する．

ハイパーテキスト (hypertext) である WWW のおもな特徴は，次の①〜⑥である[*2]．

① **高速性**　地球上に分散する WWW サーバの情報を，そのサーバの所在を示す URL さえわかれば瞬時に検索・収集することができる．現在では，URL は検索エンジンを用いることにより容易に入手できるようになった．

② **雑居性あるいは多様性**　ウェブページ情報を通じて，人々の意見の多様性を知ることができる．1つの問題にも異なる視点からの様々な解答があり得ることがわかる．一方，インターネットには情報が無差別に氾濫しており，思いも寄らない言説に出会う可能性がある．まさにインターネットの表裏二面性を示している．しかし，厄介な無駄や異質性をもつことで，インターネットは全体として豊かさと強さを保持することができる．インターネットは基本的に小さな「個別情報」を寄せ集めることによって，情報空間の密度と全体性を生み出す世界である．

③ **少数性**　インターネットは無数の少数者に現実空間では難しい出会いの機会を与える．一方，少数の者たちが特殊な同好の志を募り，小宇宙を創り出す場所でもあり，インターネット空間の島宇宙化，あるいはコミュニケーション・サークルの際限のない細分化 (ディスコミュニケーション) が世界大で進んでいるだけであり，これがインターネットの暗黒面であるとも指摘されている．

④ **匿名性**　インターネットの世界で私たちは身体性をもたず，匿名的に活動する．この身体性を欠いた人格を断片人格とよぶ[*3]．断片人格は現実世界との連携が希薄になり，自分を偽る「なりすまし」などの不正行為を行う可能性をもつようになる．

⑤ **流動性**　インターネット内のウェブページは，しばしばその URL を変更し，その所在が不明となる．このため文献としての意味を危ぶむ声がある．それでも，今日，WWW は確実な知識をたたえており，流動性ゆえに，その情報がいつ，どの URL に掲載されていたものであるかを明示することが求められている．

⑥ **マルチメディア性**　インターネットはテキスト中心の情報発信によって支えられてきたが，ウェブページにおける画像，映像，音声を含むマルチメディア表現は今日，情報を余すところなく伝えるための手段となった．

ハイパーテキスト: 電子化された文書の1つで，文書の任意の場所に他の文書への位置情報 (ハイパーリンク) を埋め込み，複数の文書を相互に結び付け，種々の関連情報を参照することができる．ハイパーテキストはマーク付け言語である HTML により作成できる．

3.2.2　検索エンジン

インターネットにおける情報収集は**検索エンジン**に適切なキーワードを入れることから始まる．検索エンジンをもったポータルサイトとして最も利用されているのが日本では Yahoo! JAPAN，次いで Google である．検索エンジンといっても実体はもちろん検索用ソフトウェアである．

(1)　ディレクトリ型検索エンジン

Yahoo! JAPAN は，ディレクトリ型と全文検索型の両方の検索を行うハイブリッド型の検索エンジンである．**ディレクトリ型検索エンジン**は，人手を介して編集されたディレクトリ型のデータベースをもとに検索サービスを提供する．

Yahoo! JAPAN では，トップページの「カテゴリ一覧」から 14 のトップカテゴリとサブカテゴリが用意されたページへ行き，ディレクトリ構造を辿りながら目的のウェブページを検索することができる．書籍の「目次」を使って，目的とする記載箇所を探し出すのと同じ手順で検索を進める．

カテゴリ別に分類されたディレクトリの中に自分のウェブサイトを掲載してもらうためには，その所有者が Yahoo! JAPAN に対して掲載申請し，審査を受ける．審査を通過したサイトはデータベース編集者であるエディタによりカテゴリに分類され，見出しと紹介文が作成される．トップページの「登録サイト」を指定したキーワード検索は，この見出しと紹介文，カテゴリ名に対して実行される．雑多なウェブサイトの中から有益なサイトを紹介するディレクトリ型検索エンジンは，登録することでサイトの信頼性の一部を担っている．また，トップページの「ウェブ」を指定した検索は，全文検索系のサービスである．

(2)　全文検索型エンジン

スパイダ(あるいはロボット)とよばれるソフトウェアがインターネット内を巡回し，ウェブページから文字情報を収集する．さらに，収集したページに含まれる文字情報を分類し，データベース化する．このデータベースをもとに検索サービスを提供するのが**全文検索型** (ロボット型) **検索エンジン**である．全文検索系のサービスは，書籍の「索引」から調べる手順に類似した検索である．Google は全文検索型検索エンジンの代表である．

(3)　全文検索の仕組み

全文検索型の検索エンジンは 2 つの部分からなる．1 つはインデックス作成を担当する**インデクサ**部分と，もう 1 つはインデクサにより作成された**インデックス**を利用して実際に検索を行う検索エンジン部分である (図 3.3)．インデックスは書籍における索引と同じ機能で，どの文字列がどのウェブページに

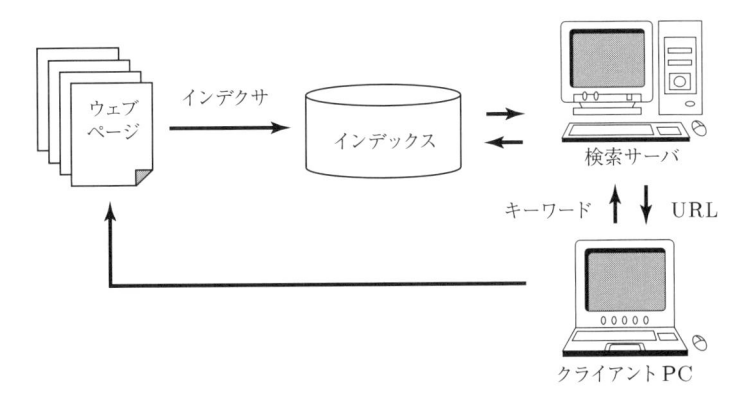

図 3.3　全文検索エンジンの仕組み

含まれているかを示すものである．通常の書籍では重要と思われる文字列だけが抜き出されるが，全文検索エンジンではウェブページに含まれるすべての文字列についてインデックスが作成される．

検索キーワードを含むウェブページに対して，それぞれのページがどの程度検索条件にマッチしているかを示す**スコア**で点数化され，このスコアの順に検索結果が表示される．これを**スコアリング**(あるいは**ランキング**)とよぶ．キーワードとなる文字列が複数回出現する文書，あるいはキーワードとなる文字列がタイトルや見出しの中に含まれるページに高いスコアが与えられる．

3.2.3　ウェブビジネス

(1)　検索エンジン最適化 (SEO)

検索エンジンによる検索結果はしばしば膨大なサイトリストとなるため，本当に欲しい情報を検索するためには辛抱強くリストを追う必要がある．しかし，多くのユーザは最初の 2 ページ程度しか見ないといわれている．このようなサイトリストの中から自らのウェブページを閲覧してもらうために，検索エンジンの検索結果としてできる限り高いスコアを得て上位に表示されること，この目的を達成する技術が**検索エンジン最適化** (**SEO**: Search Engine Optimization) である．

検索エンジンを使って**電子商取引** (**EC**: Electric Commerce) サイトを訪れるユーザは，そのサイトが扱う商品やサービスを検索キーワードとして訪問しており，当然のことながら契約や購買に結び付く可能性が高い．そこで，EC サイトは安定した集客を図るために，このようなユーザが入力するキーワードを予想し，検索エンジンの上位に掲載されるように努めることになる．

Google ではウェブページのページ内要因として，キーワードの出現回数，配置，タイトルタグでマーク付けされたテキスト部分に含まれる文字，画像の alt 属性に含まれる文字などを調査する (図 3.4)．また，複数のキーワードによ

EC サイト: 各種ネットバンキングやネットショッピングを提供するサイト．

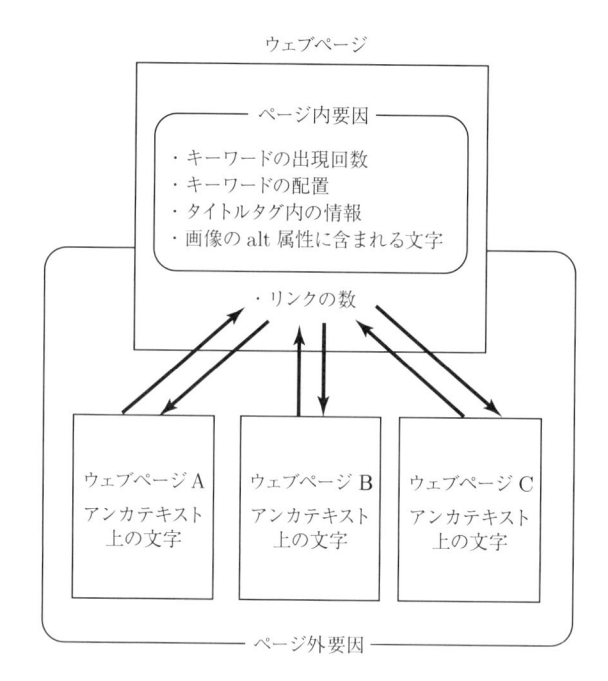

図3.4 ページ内要因とページ外要因

る検索では，キーワードが近くにまとまっている検索結果ほど優先される．

キーワードに該当する情報を複数見つけた場合，それぞれの情報に張られた**リンクの数**を比較し，その数の多いページから順に表示するという．リンクは情報に対する評価である．また，重要度の高いページからリンクを受けたページは一層重要なものとしてさらに上位に位置付けられる．他のページからのリンクの数や質はウェブサイトの作成者がコントロールすることのできないページ外要因である．

検索エンジンは，このようなページ内要因あるいはページ外要因によりウェブページをスコアリングする．ただし，検索結果の画面で最初に登場したものが必ずしも最も重要であるわけではない．検索エンジンが判断する重要度と検索者の判断する重要度は別物である．

リンク (ハイパーリンク): あるウェブページと別のウェブページをつなげる仕組み．

(2) EC サイトの検索広告

EC サイトはユーザがサイトを訪れてくれることを待つだけではなく，インターネットから情報を入手しようとするユーザに対して積極的に情報を提供するようになった．

例えば，Yahoo! JAPAN の「スポンサーサイト」はキーワード検索の際にキーワードに関連する広告を表示する**検索広告**である．ユーザが入力したキーワードにより，検索エンジンはウェブサイトの情報を収集し，同時にそのキーワードをオーバーチュア社に送る．同社のコンピュータはキーワードに関連する広告主のウェブサイトアドレスや広告を検索エンジンに返す仕組みである．

3.2 WWWサービスと情報発信

これまでの一方的な情報提供から，情報を検索するユーザが購買につながる最適な情報を提供する双方向の広告時代が到来している．

　Yahoo! JAPANの「スポンサーサイト」と同様に，Googleの「アドワーズ広告」は検索するキーワードに連動して広告を表示する．さらに，Googleの提供する広告サービスにはアドセンス広告があり，ウェブサイト運営者がこの広告に無料登録することで利益があげられる．コンテンツ向けのアドセンス広告は，Googleがウェブサイトの内容を自動的に分析し，その内容と一致する広告を配信し，ユーザがその広告をクリックすればサイト運営者に利益をもたらす．また，検索向けアドセンス広告はサイト運営者にGoogleのウェブ検索機能を提供し，検索結果ページにGoogleの広告を表示することで利益を生み出す仕組みである．

　「ウェブサイトを通じてネット世界とつながっているだけで，リアル世界で通用する小遣い銭が自然にはいってくる仕組み」[*4] といわれている．Googleの収益源は企業からの広告料であり，その巨大な富を世界中の膨大な数のウェブサイト運営者に，細かく分配する仕組みこそがアドセンス広告である．膨大な数とわずかな収益は，これまで広告などに関係のなかった企業を広告主に，また，広告などに関係のなかった個人のウェブサイトを広告メディアに変え，広告における「ロングテール」と考えられている．

　ロングテールとは，一部の売れ筋商品に対して，膨大な種類の一般受けしない隙間商品(あるいは売れ残り商品)が細々と売れることで作り出す大きな収益部分のことである．Amazonの収益のおよそ3分の1はこのような隙間商品が作り出しているとする推定から生み出された用語である．

　Googleは自社サイトの検索ではアドワーズ広告を，自社以外のサイトではアドセンス広告を配信する．このアドセンス広告は従来型の1対多の広告で，特定のウェブページを訪れる不特定多数のユーザにウェブページの内容と一致する広告を提供する．一方，同様の仕組みはGmailアカウントページのサイドバーにも挿入され，スポンサーリンクとして広告が表示される．ついに，個人のメールの内容に一致する広告が，メールというプライベートな領域にも入り込み，1対1の広告が開始されたのである．スパイダが収集したWWW上のデータも，Gmailユーザのメールというデータも，そのすべてがGoogleのデータベースに蓄積され，検索対象となったのである．

(3) リコメンデーションとフラッシュマーケティング

■ リコメンデーション

　Amazonの展開する「この商品を買った人はこんな商品も買っています」は，多くのユーザの購買動向を解析してデータベース化し，特定のユーザの購買(あるいは検索)情報から次の購買商品を推定して薦めるものである．この推定に従って「こんな商品」を買うユーザがいれば，Amazonのウェブマーケ

ティング (リコメンデーション) が成功したことになる．ユーザが Amazon で商品を買うという参加が，このようなリコメンデーションを可能にする．また，Amazon の商品にはカスタマーズレビューが付く．ユーザの参加による無償の商品レビューである．リコメンデーションで自分に相応しい嗜好を選び出すように，カスタマーズレビューでも自分に相応しい嗜好あるいは自分に似た意見を探し出す．もともと購入してもよいという気持ちがあり，それをレビューが後押ししてくれるとすれば，それは自分を納得させるための情報を選別したに過ぎない．そのレビューが親しい人からのものであれば，その効力は一層強いものになる．SNS で展開される商品レビューの力はさらに強く購買に結び付く．

■ フラッシュマーケティング

フラッシュマーケティングとは，商品やサービスを販売する EC サイトにおいて，一定時間内に最低申込数を獲得するために，ユーザ同士が協力して生まれるマーケティングである．mixi の「mixi チェック」，Twitter の「ツイートする」，Facebook の「f シェア」で SNS に自分のコメントとクーポン情報を流す，あるいは友達にメールで知らせる．こうして様々な商品が口コミにより売れることになる．

3.2.4 情報の評価

(1) 時間の経過

リンク集やディレクトリ型検索エンジンによる信頼性に依存せず，自らインターネットの情報を評価するにはどのような注意が必要であろうか．しばしばインターネットの情報は更新頻度が重要な信頼性の尺度になるといわれる．しかし，新鮮な情報が正しい情報とは限らない．一方，古い情報が誤った情報，あるいは無価値な情報であるわけでもない．

時間経過によって情報の価値がどのように変わるかによって情報を 2 つに分類できる[*5]．1 つは時間の経過によって大幅にその価値を失うもの，もう 1 つは失わないものである．前者は天気予報や株価などのまさに情報というべきもので，先の更新頻度は確かに信頼性の尺度となる．後者は文芸作品，古典的な絵画，演劇，音楽などであり，情報からさらに昇華した知識とよぶべきものである．時間経過によって価値が下がる作品とはそもそも知識とよべる次元に至っていないことを示すものである．

(2) 引　用

引用情報は情報の評価のための基準の 1 つである．学術論文雑誌は Impact Factor とよばれる雑誌の論文数に対するその雑誌の被引用回数で評価され，こ

3.2 WWWサービスと情報発信

の数値が高ければ高いほど，その雑誌は重要とされる．ウェブページにおいても他のページからの引用やリンクはそのページの重要性を判断する材料となる．

3.2.5 インターネットは世界規模のデータベース

インターネットは個人が手にできる世界最大のデータベースであり，このデータベースを検索するためのツールが検索エンジンである．PC をインターネットの端末とすることさえできれば，私たちは日々更新される世界規模のデータベースを常に傍らに置くことができる．PHS や携帯電話機などによる通信回線や無線 LAN を駆使すれば，このデータベースを小脇に抱えて移動することすら可能となった．

「百科事典は永久に工事中である」とは，20 世紀イギリスの哲学者バートランド・ラッセルの言葉である．知識の体系が増え続け，変化し続ける以上，百科事典は完成し得ないものである．パッケージメディアとして物理的に完成せざるを得ない本や CD-ROM，DVD-ROM などと異なり，インターネットは百科事典と同じく，すべてが常に「工事中」である．

3.2.6 携帯電話機の進化と情報端末の接続環境

スマートフォンを含めた携帯電話機は CPU，メモリ，外部記憶装置として SD カードなどを内蔵し，OS の上でアプリケーションソフトが動く小型コンピュータである．通信回線を用いて，あるいは無線 LAN によりインターネットに接続でき，ウェブ検索や電子メールの送受信ができる．携帯電話の OS には SymbianOS（イギリスのシンビアン社），Android，BlackBerryOS，iOS（Apple 社），WindowsMobile などが使われ，内蔵されたカメラで写真がとれ，**Felica** のような非接触型 IC カードを備えていれば，電車に乗れ，買い物ができる．**GPS** 機能があれば地図上の現在位置を確認することもできる．

スマートフォンでは通常のコンピュータと同様に，様々なアプリケーションソフトを駆使することができ，例えば，iOS を搭載した iPhone で Apple Store から電子書籍を購入すれば，iBook をアプリケーションソフトとして本を読むことができる．iPhone は『ケータイの世界に「自分で好みのアプリを選んで自由に入れ替える」という新しい文化』[*6] を作り出したといわれる．この iPhone から会話機能を取り除き，液晶画面を大きくすれば iPad とよばれるタブレット端末となる．

(1) 携帯電話機と個人情報

このような携帯電話機やタブレット端末には所有者の個人情報が満載されており，通常のコンピュータと同様か，あるいはそれ以上に悪意のある不正ソフ

Felica: Suica, Pasmo などで採用されている通信技術．ソニーと NTT ドコモが共同で開発した．

GPS: Grobal Positioning System.

トウェア (マルウェア) の進入を防ぎ，個人情報の漏洩を食い止めなければならない．さらに，携帯電話機は所有者の行動を記録する機械でもあり，GPSは電話機の位置を記録し，非接触型IC カード機能 (例えば「おサイフケータイ」) による決済は金銭の使途を記録する．どの駅を通ったか，どの店にいるのか，何を買ったのか，何を食べたのかなどの情報が次々と携帯電話機の中に蓄積されていく．スマートフォンを含め携帯電話機がコンピュータであるという認識をもち，通常のコンピュータ以上に個人の行動を含めて記録されていることに十分な注意を払わなければならない．

　これらの情報を進んで自分で発信することもできる．Foursquare は GPS データから自分の居場所を通知し，周囲の店や施設などの情報を得るため，また，自分の居場所を友人に発信するために使われる．GPS データから周囲の店や施設などの情報がリスト表示され，そこから自分の居場所を選ぶ．「今，ここにいます！」とチェックインすることで，「ここ」に対する他のユーザからの「何々がおいしい！」などの情報が読める．同時に，「ここ」にいるという情報が友人に発信される．

　自己の情報をどの範囲で公開するかを決定するのがプライバシー権であるが，「チェックイン」は公開することへの意志表示である．このようなインターネット内での不特定多数の人々と情報を共有する活動を楽しむとともに，不特定多数の人々に自分の居場所を含めた個人情報を発信していることに留意しなければならない．

(2) 無線 LAN

WEP: Wired Equivalent Privacy.
WPA: Wifi Protected Access.

　無線 LAN は電波によって通信が行われるため，通信内容を傍受される危険性がある．そのため，無線 LAN のアクセスポイントと通信を行うコンピュータや携帯電話機などの機器との間で，セキュリティー対策が必要となる．WEP，WPA，WPA2 が暗号化通信技術として用いられている．これらの暗号化通信ではネットワークキーによって通信機器を限定し，通信内容を暗号化することで第三者による通信内容の傍受を防いでいる．WEP は暗号化通信としては極めて脆弱であり，もはや使用するべきではない．無線 LAN の国際標準規格である IEEE802.11 は通信機器間の相互接続と暗号化通信を実行するもので，**Wi-Fi** とよばれている．

Wi-Fi: Wireless Fidelity の略．無線 LAN の規格の1つ．

3.2.7　ユーザが参加する WWW

　特定の目的をもって用意された WWW 上のシステムにユーザが参加すれば，自らの手でソフトウェアを，あるいは百科事典を作り出すことができる．

Linux: OS の一種．無償で提供されている．

Linux をはじめとするオープンコンテンツは，**バザール方式**とよばれる技術者自らが自分たちの道具を作り出すネットワーク上のプロジェクトによって作

り出されている．

　ユーザの参加を求めるのは，こうしたソフトウェア開発のプロジェクトばかりではない．「ユーザが提供したデータに基づく膨大なデータベース」によって構成されるユーザ参加型のWWWサービスが，**YouTube**と**ウィキペディア (Wikipedia)**である．

(1) ウィキペディア (Wikipedia)

　ウィキペディアはユーザが記事を投稿し，多くのユーザがさらに編集に参加することで記事の質を高めていく，ユーザが作るフリー百科辞典である．現在，英語，ドイツ語，フランス語など世界10か国語による編集作業がインターネット上で続けられ，日本語版にはおよそ85万件余 (2013年4月3日現在) の記事が掲載されている．ユーザの知識が集積することによって作り出されるという点で，ウィキペディアは集合知の結晶である．ウィキペディアのユーザは同時に編集者であり，いつでも「編集」リンクを押して，誤りを訂正することができる．

　ユーザはログインして編集を行う**登録ユーザ (ログインユーザ)** と**非登録ユーザ** (IP アドレスが残されるので **IPユーザ**とよばれる) に分類される．この記事編集の容易さとユーザ同士の意見の違いから，編集合戦とよばれる自説による書き換えの応酬が繰り返されることがある．このような状態を調停するためにウィキペディアには管理者がおり，特定の記事を編集できないように保護したり，記事を削除したりする．また，悪質な行為を繰り返すユーザに投稿禁止を設定するなどの対策が講じられる．

　ウィキペディアはコピーレフトを掲げ，不特定多数の参加者によって執筆・編集された記事は将来にわたって参加者によって共有されることが保証されている．

(2) YouTube

　YouTubeにはユーザから大量の動画が投稿され，様々な「おもしろ映像」が連鎖して，さらなる投稿が生み出されている．そこにアドセンス広告などが入れ込まれ，広告収入が確保されていく．投稿する動画の長さが10分以内に制限されているものの，ユーザが投稿した面白映像の連鎖が，様々な分野で続いている．一方，テレビ番組や映画のコピーなどの著作権侵害が常に指摘され，コミュニティーガイドライン (著作権や公序良俗に反する動画をアップロードしないことなど) を整備し，規約違反の不適切な動画は動画下の「報告」をクリックすることで簡単に通報できる．

　ユーザは気に入った動画で「LIKE」をクリックする，あるいはコメントを書き入れることでYouTubeに参加できる．また，YouTubeアカウントを作成することで**ポータルサイト**としての機能を利用することができる．

> ポータルサイト：WWWにアクセスするときの入口となるインターネット上の場所．

3.2.8 ブログとその仕組み

ブログ (**Blog**) は Weblog の略称で，デザインを簡潔にする代わりに，情報の内容と更新頻度で勝負する個人ウェブページである．身辺雑記を綴る日記風ウェブページといわれるが，専門家による質の高い情報を提供するブログは多い．

ブログは双方向性のコミュニケーションメディアであり，**コメントとトラックバック**という 2 つのサービスを提供する．コメントはブログの記事ごとに付けられる小さな掲示板で，他のユーザからの書き込みが行われる．さらに，インターネットにおける最大の武器であるハイパーリンク機能を活用して，ブログの書き手は他者の価値ある情報に対して次々とリンクを張り，価値ある情報ほど多くのブログからのリンクが張られる．一方，トラックバックは自分の書いた記事に向けて，関連する他者の記事から自分の記事へのリンクを自動的に受けることである．この仕組みは自分の記事から他者の記事に向けてトラックバック **PING** を送信すると，PING を受けたブログが自分宛のリンクを自動的に生成するという仕組みによる (図 3.5)．

検索エンジンである Google はウェブページに対するリンクの数を 1 つの評価の基準としているため，ブログのページは Google において上位にランキングされることが多くなっている．

PING: Packet INternet Groper の略．TCP/IP ネットワークを診断するプログラム．

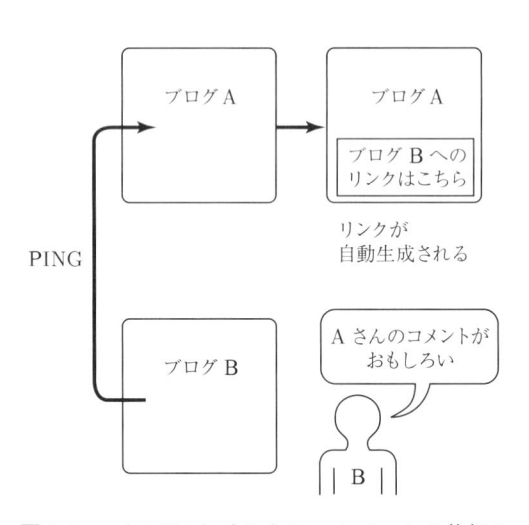

図 3.5　ブログにおけるトラックバックの仕組み

3.2 WWW サービスと情報発信

(1) コンテンツマネージメントシステム (CMS)

ブログは**コンテンツマネージメントシステム (CMS)** とよばれるウェブアプリケーションにより管理される (図 3.6).

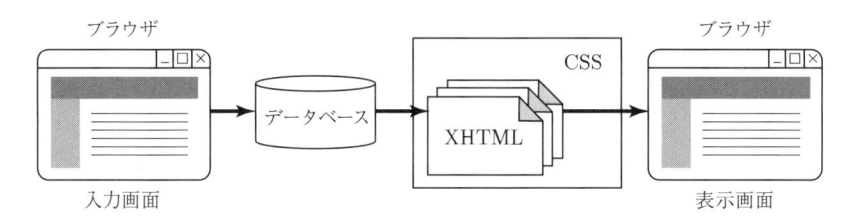

図 3.6 ブログにおける CMS

ウェブサイトを構成するテキストや画像，動画などのデータはブラウザを使ってクライアント PC から入力画面を用いて入力され，データベースサーバに格納される．このデータをもとにインターネット公開用の **HTML** 文書が作成される．実際のデータは **XHTML** により記述され，この 1 つの記事ごとに記事のタイトル，作成者の名前，日付と時間，カテゴリなどが付けられる．

この XHTML 文書が **CSS** (Cascading Style Sheets) によって HTML に変換される．XHTML は文書の内容を定め，CSS は文書の書式 (文書レイアウトや文字スタイルなどの文書の見せ方) を定める．XHTML は現在の HTML を XML の仕様に準拠するように再定義したもので，ネットワーク上でのデータの交換を目的とするため，ブログの間の統合や検索，リンクなどが容易に行える．CSS には XHTML を構成するすべての要素の書式が記述されている．したがって，ブログでは CSS を書き換えれば，すべてのウェブページの見せ方を一気に書き変えることができる．

XHTML: Extensible HyperText Markup Language.

(2) サイバーカスケード

インターネットの世界は広大である．その世界の中で，私たちは見たいものを見ており，見たくないものを見ようとしない．ウェブの世界の中では人々は見たいものを見ようとして，見たいものを見ている人々と容易につながっていく．ウェブ内で自分に似た意見を探し求めれば，「同好の士」による閉じた世界を作り出せ，それを多数の意見だと納得することによって，特定の意見に向けた**サイバーカスケード** (cyber cascade) が起こる．

サイバーカスケードとは，「サイバースペースにおいて各人が欲望のままに情報を獲得し，議論や対話を行っていった結果，特定の—たいていは極端な—言説パターン，行動パターンに集団的として流れていく現象のこと」[*7] である．

特定のブログに対して多数の批判的なコメントが押し寄せる**炎上**などがサイバーカスケードの 1 つである．小さな滝 (カスケード) が次々と集まって大き

な滝となって流れ落ちていくように，集団行動がさらに集団行動を生み出していき，しばしば極端な(過激な)行動・言説となることがサイバーカスケードの特徴である．

さらに，WWWの世界では極端に道徳的に正しい行いを求める「道徳の過剰」，あるいは法律的に正しい行いを求める「法律の過剰」といわれるような，行動・言説が生まれることがある[*7]．集団による討議は妥協点を探るよりも，むしろ極端な(あるいは大胆な)言説に向かってシフトする傾向があることを示すものといえる．

様々な対抗的で過激な意見の応酬が起きる場合，WWWにはまとめサイトが立ち上がり，議論を鎮静化させることがある．一方向のみに強く落ちるカスケードに対抗的なカスケードで応戦することで事態を中和するともいわれている．様々な意見を公平に扱い，人々の意見の多様性を知ることがサイバーカスケードへの対応法である．

3.3 情報セキュリティー

PCの中からユーザの情報を悪意をもって盗み出すソフトウェアは**スパイウェア**とよばれる．スパイウェアは他人のコンピュータに入り込んで，そのユーザの情報を潜入調査し，その結果を第三者に転送するソフトウェアである．コンピュータウイルスは自己増殖能力をもち，他のコンピュータに広く自己複製を送信するのに対し，スパイウェアは一般的に増殖機能をもたない．

サーバからクライアントPCに入り込むソフトに**クッキー** (Cookie)がある．WWWを利用するユーザに利便性を提供するが，ユーザの情報を外部サーバに持ち出していることは間違いない．このため，外部サーバからクッキーを受け入れないように設定するユーザも少なくない．

3.3.1 クッキー (Cookie)

ウェブサイトがブラウザを通じてクライアントPCにデータを送り込み，一時的に保存させる仕組みを**クッキー** (Cookie)とよぶ．クッキーはユーザに関する情報や最後にサイトを訪れた日時，そのサイトの訪問回数などを記録する．また，このようなデータを必要に応じてサーバに送り返すため，一度入力したパスワードなどを改めて入力しなくてすむ．しかし，ユーザの見えないところで様々なデータがサーバに流れるため，セキュリティーの問題が発生する．

クッキーは多くのブラウザに組み込まれてユーザの識別に使われ，WWWによるサービスをユーザごとにカスタマイズする技術として利用されている．1台のクライアントPCは最大で300個のクッキーを保存でき，1つのクッ

キーには 4096 byte のデータが記録できる．1 台のサーバが同じ PC に対して発行できるクッキーの数は最大で 20 個である．クッキーにはそれぞれ有効期限を設定することができ，有効期限を過ぎたクッキーは消滅する．

クッキーには**ファーストパーティークッキー**と**サードパーティークッキー**がある．ウェブサイト A をユーザが閲覧するとき，サイト A から送り込まれるクッキーがファーストパーティークッキーである．また，ウェブサイト A に表示されたバナー広告を経由して送り込まれるクッキーがサードパーティークッキーである．サードパーティークッキーは WWW 内でユーザを追跡し，ユーザの興味を探り出すために使える．これが**トラッキングクッキー**である．

3.3.2　情報化社会における認証と秘匿

(1)　情報空間

私たちが身体性をもたずに活動するインターネットの世界は**情報空間** (**サイバー空間**) とよばれ，この対比として，現実の世界を**身体空間** (**リアル空間**) とよぶことがある．情報化社会とはインターネットを基盤とした情報の流れ (情報流) が，従来の物の流れ (物流) 以上に重要な価値をもつ社会である．しかし，情報空間では，自分を偽る「なりすまし」，偽造，改竄，盗み見などの不正行為が行われる可能性が身体空間以上に高くなる．

インターネットにおける情報流が真に社会活動を支えるためには，これらの不正行為を防止する必要があり，暗号は本物であることを保証し，重要な情報の秘密を守るために用いられる．

(2)　認証と秘匿

本物を保証し，偽物を見破るのが**認証**であり，日常生活では署名や捺印によって行われている．これを暗号によって行うのが**電子署名**である．一方，個人や組織の秘密を保護するのが**秘匿**であり，クレジットカードの番号などの個人情報は暗号によって保護される．日常生活における秘匿は秘密文書にマル秘の印を押して厳重に保管することである．認証の機会は秘匿よりも圧倒的に多く，認証が社会活動において秘匿よりもはるかに重要な要素である．あらゆる情報のコピーが完全かつ容易にできるインターネットの中では，人や物，金などの真正性を確認するために認証が極めて重要となる．

ここでは，電子メールに対して，どのように暗号による認証と秘匿を行うかを述べる．

(3)　暗号のアルゴリズムと鍵

アルファベットの文字列を一定の文字数だけ前か後ろにずらすと暗号文が作れる．この暗号方式を**シーザ暗号**といい，文字を一定数ずらすことが暗号化の

アルゴリズムであり，ずらす文字数が暗号解読の鍵となる．古代ローマ時代の将軍シーザが考案したものと伝えられる．

暗号文 edlixndq をもとの文章に復元してみる．この場合は前方に3文字ずらすことでもとの文章，baifukan(培風館) に復元することができる．もとの文書を暗号文に対して**平文**とよぶ．

今日，実際に使われている暗号化の方式には**共通鍵暗号方式**と**公開鍵暗号方式**がある．

■ 共通鍵暗号方式

共通鍵暗号は送り手と受け手の間で秘密の鍵を共有する方式の暗号で，シーザ暗号はこの共通鍵暗号の1つである．共通鍵暗号は通常の住宅の鍵のように閉める鍵と開ける鍵が同じものであり，**対称鍵暗号**ともよばれる．この形式の暗号の1つが **DES**(Date Encryption Standard) である．DES は 1973 年にアメリカ商務省標準局がアメリカ政府の標準化暗号を公募し，これに IBM 社が応募して作り出された．DES のアルゴリズムは公開されている．鍵はもちろん秘密で，この鍵がわかれば暗号が解読できる．

UNIX 系 OS を搭載するコンピュータを複数のユーザで使用するためにはアカウントとパスワードが必要であり，アカウントはユーザ全体に知らされる．一方，パスワードは特定のアカウントの所有者だけが知るものである．このパスワードはコンピュータ内で DES により暗号化され，保存される．DES はコンピュータの性能向上により，解読される危険性が高くなっており，一層強い共通鍵暗号とするために DES を3重に掛け合わせる **3 DES** (triple DES) や **AES** (Advanced Encryption Standard) などが考案されている．

AES: 共通鍵暗号方式を用いるアメリカ政府の標準化暗号の規格として DES に代わって 2001 年に公表された．

■ 公開鍵暗号方式

共通鍵暗号は暗号化と復号化で同一の鍵を使う．このため，2人の人間が共通鍵暗号を使って通信するためには，あらかじめ鍵を共有しなければならない．これに対し，暗号化に使う鍵と復号化に使う鍵が異なれば，あらかじめ鍵を共有する必要はなくなる．この発想による暗号が**公開鍵暗号**である．この公開鍵暗号 (非対称鍵暗号) 方式では，**公開鍵**と**秘密鍵**の2つの鍵を使用する．公開鍵はその名前の通りウェブページなどに公開され，不特定多数の相手に使用してもらう．一方，秘密鍵は自分だけが秘密に保管する鍵である．

公開鍵暗号方式は個人がインターネットを介して多くの相手と情報交換や電子商取引を行うための情報流通の基盤を与えるものである．公開鍵暗号アルゴリズムとしてはじめて登場したのが **RSA 暗号**である．RSA 暗号は素因数分解の難しさを利用したもので，1997 年にリベスト (Ron Rivest)，シャミル (Adi Shamir)，エイドルマン (Leonard Adleman) の3人により開発された．

彼ら3名の頭文字をとった RSA 暗号方式は大きな素数を2つ選び，掛け合

わせた数を公開鍵とする．大きな素数同士を掛け合わせることは造作もないことだが，掛け合わされた数から，もとの素数を知るためには現代のコンピュータでも極めて長い時間が必要になる．つまり，公開鍵の中に秘密鍵が隠されているが，公開鍵からは秘密鍵が事実上，割り出せない．しかし，公開鍵の**指紋** (finger print) を用いれば，相手の公開鍵であることを確認することができる．RSA暗号による暗号化ソフトウェアには**PGP** (Pretty Good Privacy) がある．

■ 公開鍵暗号による電子メールの暗号化と送信者の認証

送信者は受信者の公開鍵を直接的にフロッピーディスクなどでもらうか，受信者のウェブページからダウンロードする．送信者はこの公開鍵によって電子メールを暗号化し，送信する．受信者は自分の秘密鍵により，この暗号文を平文に復元する (図 3.7)．

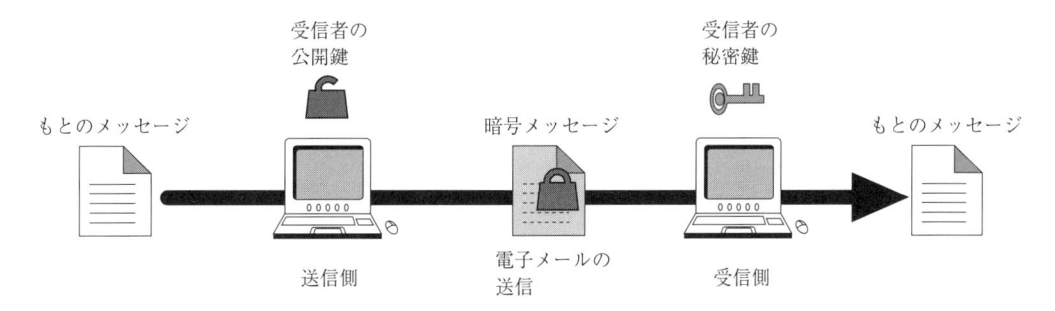

図 3.7 公開鍵暗号方式による暗号化と復号化

電子署名は電子メールの内容を保護することに関心はないが，送信者が確かに本人であって，また，メッセージが改竄されていないことを認証したい場合に用いる．送信者は自分の秘密鍵で電子メールの本文に電子署名を付ける．受信者が受信したメールを送信者の公開鍵で認証すると，送信者の定めた氏名などが通知される (図 3.8)．万一，送信者が本人でなければ，あるいはメッセージの一部が改竄されていれば，エラーメッセージが返される．

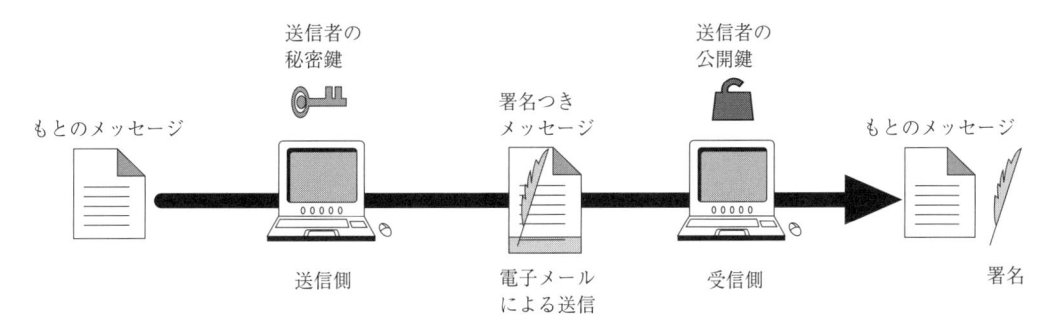

図 3.8 公開鍵暗号方式による電子署名と認証

(4) 暗号による認証と社会生活

■ バイオメトリックな認証

私たちは日常生活の中で相手の顔を見て，声を聞いて相手が誰であるかを認証し，また，自分も自分であると認証してもらうことができる．これを**生物測定的** (バイオメトリック) な指標による認証という．

本人だけがもつ生物学的な特長を読み取る電子的な認証システムは指紋，声紋 (声)，血管紋 (手の甲の静脈や指の毛細血管のパターン)，目の網膜 (眼底の毛細血管のパターン) や虹彩 (黒目の中の模様)，顔の形などを利用している．

■ ネットワークにおける認証

顔の見えないネットワークの中で自分が自分であることを相手に信じてもらうためには手書き署名に代わる本人確認の方法が必要であり，これが**電子認証**である．また，公開鍵暗号方式では公開鍵が本当に鍵を公開した本人のものであるか，その真正性が保障されなければならない．このために手に入れた公開鍵の指紋を入手して照合し，この鍵情報が偽物でないことを確認する必要がある．

このような認証が不可欠な事例として，電子貨幣，携帯電話と PHS システムによるユーザ確認を紹介する．

● **電子貨幣**　Suica や Edy などのプリペイドカードは**電子マネー**とよばれる．これらの非接触型 IC カードには，IC チップとアンテナが埋め込まれ，対応するリーダ・ライタによって IC カード中の金銭情報などが読み出され，書き込まれる．

一方，**電子貨幣**は物としての実体をもたず，貨幣価値を表す数字そのものをインターネットに流通させようとするものである．貨幣は価値と模造防止の機能，そして素材をもたなければならない．貨幣の価値は，貨幣に刻まれた数字の価値が一般に受け入れられ，その数字の価値を信じる人々がそれを流通させるところにある．これは貨幣に対する信仰であり，貨幣が何でできているかという素材の問題ではない．素材は紙でもよく，その素材そのものの価値よりも貨幣に刻まれた数字の価値が高いこと，その付加的な価値こそが貨幣の純粋な価値である．この数字の価値をネットワーク内に流通させるためには，その数字が偽造されてはならない．この目的のために公開鍵暗号方式による認証と秘匿が行われ，その数字の真正性が確保される．

物質性をもたない電子貨幣にも素材が必要である．貨幣をネットワークの中で流通させるためには，貨幣の所有権が確実に移転しなければならないからである (図 3.9)．

物が自分の手を離れて他人の手に移れば，その所有権はその場で移転する．しかし，貨幣の価値を定める数字がどのような形でデジタル化されるにしろ，

3.3 情報セキュリティー

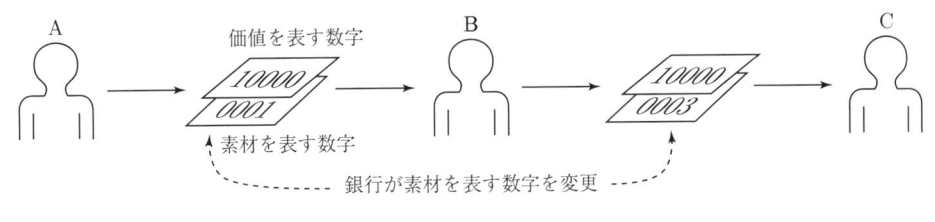

図 3.9 電子貨幣の概念

そのデータはコンピュータ内に残ってしまい，確実に移動させることが難しい．そのため，貨幣の価値を数字で示し，この数字を改竄あるいは盗み見されないように公開鍵暗号方式により暗号化する．貨幣の素材は数字 (大きな素数)でできており，新たな所有者に移転するたびに素材の数字は銀行などの公的な機関により書き換えられる．素材部分の数字は次々に新しい数字に変わるが，貨幣の価値を表す数字は引き継がれてインターネットの中を流通していく．

● **携帯電話とPHSシステムによるユーザ認証** 携帯電話などの課金システムは共通鍵暗号方式を用いて電話加入者を特定している (図 3.10)．携帯電話などのネットワークセンターはランダムな数字を電話ユーザに送り，この数字を電話機内の自分の秘密鍵で暗号化し，ネットワークセンターに送信する．ネットワークセンターではユーザの秘密鍵を用いて同じことを行い，2つの暗号文を比較し，一致することを確認して課金に入る．ただし，電話機内の秘密鍵はあらかじめネットワーク側が作成したものでユーザには知らされていない．

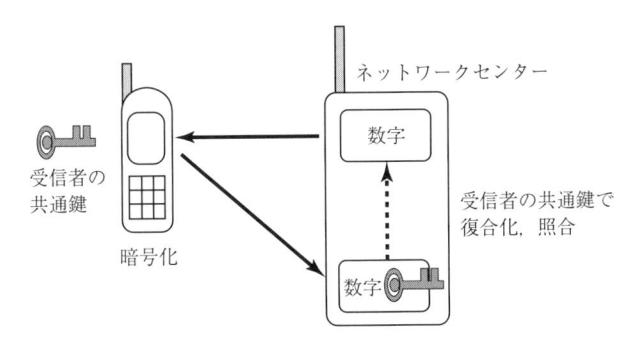

図 3.10 携帯電話における共通鍵暗号を用いたユーザ認証

■ **WWWにおける暗号化**

ウェブページからクレジットカード番号などの個人情報や注文情報を「盗み見」されないように送信するため，またこのような情報を受け取るウェブサーバが「なりすまし」ではないことを認証するために，**HTTPS**が使用されている．

HTTPS は Hyper Text Transfer Protocol over SSL の略号．さらに **SSL** は Security Socket Layer の略号で暗号化通信手法の1つである．HTTPS は SSL による暗号化通信を HTTP に実装したものといえる (図 3.11)．SSL では送信者と受信者の間で1回限りの使い捨て共通鍵が使用され，この使い捨ての共通鍵は送信者のブラウザとベリサイン社などの**認証局**からの認証を受けたウェブサーバの間の公開鍵方式によって生成される．

> 認証局: 暗号通信などで必要となる電子証明書を発行する機関．

(1) ブラウザは自分自身の SSL 機能を介してサーバと TCP/IP 通信を開始する．
(2) サーバはあらかじめベリサイン社から取得しているベリサインサーバ ID をブラウザに送信する．
(3) ブラウザはベリサイン社の「ルート認証局証明書」を利用してサーバを確認する．このルート認証局証明書は PC 用のブラウザにあらかじめ登録されている．
(4) ブラウザはこのサーバ ID をもとに共通鍵を生成し，交信しようとするサーバの公開鍵を用いて暗号化し，サーバに送信する．
(5) サーバは自身の秘密鍵を用いて復号化し，共通鍵を取り出す．
(6) この共通鍵を用いてクレジットカードなどの暗号化通信を開始する．

HTTPS はブラウザとウェブサーバの間の暗号化通信方法であり，個人情報を受信したサーバ側の管理体制を保障するものではない．2005 年 4 月から施行された「個人情報保護法」は，5000 件以上の個人データをデータベース上に格納する組織に対して，その管理方法や管理体制を規制するものである．

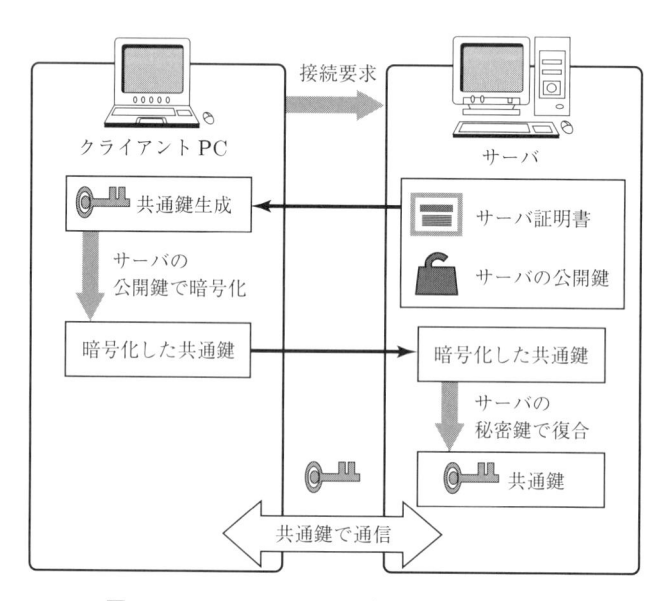

図 3.11　HTTPS による暗号化通信の仕組み

3.3 情報セキュリティー

■ ステガノグラフィー

ステガノグラフィー (steganography) は，テキストデータ，音声データ，画像データに秘密情報を埋め込む技術である．埋め込む先のデータを**カバーデータ**といい，画像データでは，画像に異常を与えることなく，秘密情報を埋め込むことができる．暗号はメッセージの内容を解読されないように隠す技術であるのに対して，ステガノグラフィーは秘密情報それ自体を隠す技術である．

電子透かし (digital watermark) はステガノグラフィーの一種である．電子透かしは，音声データや画像データなどの著作権の保護を目的として，作成者名や作成日などの著作権情報を通常の視聴では判別できないように埋め込む技術である．

一方，情報隠蔽とは異なり，ステガノグラフィー利用として，画像データの中に情報配信サイトの URL などを埋め込む技術が開発されている．携帯電話などを読み取り装置として，画像データから URL を読み取った後に，指定されたサイトから情報を入手することができる．

(5) インターネットセキュリティー

インターネットの中で，ユーザの発信する情報はウェブページであれ，電子メールであれ，そのすべてが解析対象となり，その内容に相応しいターゲッティング広告が打たれる．このような世界を作り出したのはインターネット上のあらゆるものを検索対象としようとする Google である．Amazon は個人の購買記録は新たな購買を生み出すリコメンドに利用する．そして，Facebook に実名付きで書き込まれる個人情報は新たなリコメンドを生み出す情報の泉となる．その個人情報を求めてやってくるのは友人ばかりとは限らない．この世界はもはや平和ではない．私たちは生活の中で様々な個人情報をさらしている．Facebook などの個人情報も制御を誤れば世界に向けて漏れ出ていく．それらを利用してパスワードを推測し，コンピュータに進入することができる．

パスワード攻撃は身近で，奪われれば確実にコンピュータが人の手に渡り，好きなように利用される．強固なパスワードを使い，さらに**パスワードエージング**することはシステム管理者とユーザの義務である．しかし，多くの場合，2 つのパスワードを交互に入れ替える程度のエージングしか行われず，多くのコンピュータで共通のパスワードが使われていることがほとんどである．技術的な攻撃により，パスワードを奪われる可能性もあるだろうが，それ以上にこのようなソーシャルエンジニアリングにより日常生活の中で奪われる可能性が大きい．

偽装したホームページで ID とパスワードあるいはカード番号などを要求し，釣り上げるのがフィッシングである．送付されてくるメール中のウェブページへのリンクは疑う必要がある．短縮 URL はさらに危険である．無線 LAN における通信は暗号化されなければならないが，どのレベルの暗号化通信を行っ

パスワードエージング：パスワードに有効期間を設ける仕組み．

ているかを知る必要がある．可能な限り強固な暗号化方式を採用するためには大きな労力が必要だが，避けてはならない．

■ インターネットは「第5の戦場」

インターネットは，陸，海，空，宇宙空間に次ぐ「第5の戦場」[*8] になったといわれる．この戦場はネットワークセキュリティーの隙間，脆弱性を人知れず突いて，ネットワークを混乱・攪乱するものである．かつては，コンピュータとネットワークの知識をひけらかす愉快犯的行為であったものが，今では金銭獲得を目的とする情報の奪取という明らかな犯罪へと変化し，さらには，この「第5の戦場」における国家間の紛争にも発展している．

インターネットは人が善人であるとする性善説の上に成り立ち，例えば，電子メールは不特定のサーバを経由して配信されるが，中継サーバでメールは奪われないし，盗み見されることもないという設計思想で生み出された．また，90%の正確性であっても，何度も繰り返せばいつかは通信できるとする技術論の上にある[*9]．もともと100%の確実性を求めないところに，インターネットという分散したネットワークを接続するパケット通信網の柔軟性と強さがある．そこを様々なネットワーク技術で突いてくるのが悪意のある**ハッカー** (hacker)，**クラッカー** (cracker) である．

コンピュータ同士で通信を開始するためには，**3ウェイハンドシェイク** (three-way handshaking) とよばれる制御パケットの交換が必要である．それはSYN送信→SYN受信・SYN + ACK送信→SYN・ACK受信・ACK送信→ACK受信の順で生じ，この3回のパケット交換で通信が確立する．このように，3ウェイハンドシェイクなどの通信開始のための必須の仕組みを利用して，コンピュータを機能不全に追い込む攻撃が **DoS攻撃** (Denial of Service attack) である（図3.12）．DoS攻撃は踏み台とよばれるコンピュータによって実行される．踏み台は所有者に気づかれることなく周到に準備され，攻撃に使用される．**分散型DoS攻撃**（**DDoS攻撃**，Distributed Denial of Service attack）は，時に数万台から数百万台に及ぶ踏み台を同時に使用するといわれる．

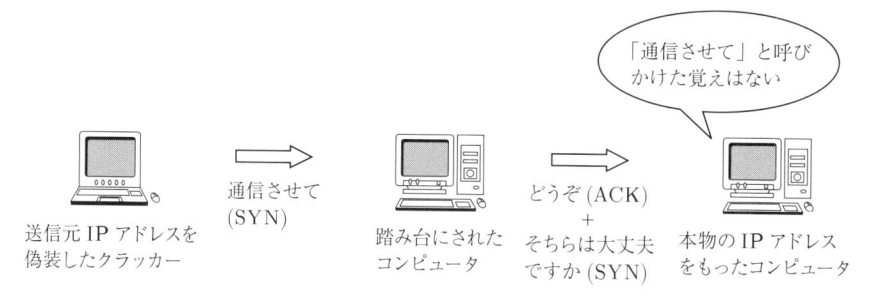

「通信させて」と呼びかけた覚えはない

送信元IPアドレスを偽装したクラッカー　通信させて(SYN)　踏み台にされたコンピュータ　どうぞ(ACK) + そちらは大丈夫ですか(SYN)　本物のIPアドレスをもったコンピュータ

図3.12 DoS攻撃

3.3 情報セキュリティー

なぜ踏み台にされたのか．それはマルウェアとよばれる悪意のある不正ソフトウェアをダウンロードし，インストールしてしまったからである．マルウェアの中でもクラッカーの指示を待って潜伏するものを特に**ボット** (bot) とよび，ボットに感染したパソコンを**ゾンビ** (zombie) **PC**，ゾンビ PC の集合体を**ゾンビネット**とよぶ．ゾンビネットはマルウェアを忍び込ませたクラッカーによりある日突然始動される．

マルウェアは，インターネットでウェブページを見たり，ゲームソフトウェアや音楽ファイルをダウンロードすることで，コンピュータの中に進入してくる．ウェブページは WWW サーバから HTML ファイルがコンピュータに送付され，ブラウザが解釈することで，その内容が表示される．このファイルの中にマルウェアが潜んでいるかもしれない．危険なサイトへは出入りしないことだが，危険なサイトとは思えない当たり前のサイトを装っているかもしれない．例えば，「Facebook にメッセージが届きました」という通知を送り，マルウェアに感染させる手口などが知られている．また，無償のゲームソフトウェアをダウンロードしてインストールするとき，ソフトウェアの中にマルウェアが埋め込まれていれば，所有者は積極的にコンピュータに導き入れたことになる．コンピュータ同士をつなぎ，コンピュータからコンピュータへファイルが流れていくファイル共有は分散型ネットワークの理想だが，知らないうちにファイル中継しているコンピュータに何が送り込まれているか，ファイルに誰が何を仕込んでいるか，その悪意を見通すことは不可能である．

踏み台となったコンピュータは DoS 攻撃に参加する．結果的に，どこかの企業を，どこかの国の行政機関を自らのコンピュータが攻撃しているかもしれない．DDoS 攻撃であれば，1 台 1 台のコンピュータに懸かる負荷は小さく，PC の所有者はそれと気がつかないだろう．

ウイルス感染を防ぐために行うことは 2 つである．ウイルス対策ソフトウェアをインストールし，最新のウイルス定義ファイル (パターンファイル) を常にダウンロードして，マルウェアの進入を防ぐこと．OS のアップデートを常に行い，OS のセキュリティーを確保し，コンピュータのファイアウォールを設定すること．

それでもマルウェアは進入するかもしれない．なぜならば，ウイルス対策ソフトウェアのウイルス定義ファイルは常に後手に回るから，OS へのセキュリティーパッチ (security patch) の配信も後手に回っている可能性があるからである．したがって，「無償」に釣られてむやみにソフトウェアをダウンロード，インストールしないこと，ファイル共有ソフトウェアを使って，音楽ファイルや画像・映像ファイルをダウンロードしないこと，怪しいウェブサイトには近づかないことである．このコンピュータの中には携帯電話機やスマートフォンも入れなければならない．今日の携帯電話機，スマートフォンは高性能小型コンピュータであることを忘れてはならない．

■ サイバー攻撃に対する法律

コンピュータやネットワークを用いた犯罪を取り締まるため，「不正アクセス行為の禁止等に関する法律 (不正アクセス禁止法, 2012 年 5 月改正)」や「情報処理の高度化等に対処するための刑法等の一部を改正する法律 (サイバー刑法 2011 年 6 月施行)」などが制定されている．サイバー刑法は不正指令電磁的記録に関する罪，いわゆるコンピュータウイルスに関する罪を裁くもので，マルウェアを作成すること，提供すること，誰かに送りつけたり，知らないうちにダウンロードさせること，マルウェアと知りながら手に入れること，保管することを禁止している．

このような法令に触れないことはもちろんだが，KuGoo, Gnutella, Bittorrent などのファイル共有ソフトウェア (**P2P ソフト**) を用いて音楽や映像などの著作物の違法ダウンロードを行わないことが重要である．また，2012 年 10 月より「著作権法の一部を改正する法律」が施行され，いわゆる「違法ダウンロードの刑事罰化」が実施された．

■ P2P ソフト

P2P (Peer to Peer) は，クライアント-サーバ型の通信と対比され，中央のサーバを介すことなく，一般ユーザの PC (Peer (対等者)) 同士が直接的に通信することを特徴とする通信方式である．中央による制御のない完全に分散化した純粋型 P2P はインターネットの理想であるはずが，音楽データなどの著作権を侵害するファイル交換を可能にする技術として有名になってしまった．このような純粋型 P2P ソフトは Gnutella, Freenet と開発され，次いで，大規模なファイル交換に耐え，情報発信者の匿名性を確保する Winny が誕生した．Winny の開発者は，著作権法における公衆送信権の侵害の疑いで 2004 年に逮捕された．しかし，P2P ソフトが悪いのではない．悪いのはそのソフトウェアにより著作権侵害したユーザである．

■ 侵入防止システム (IPS)

侵入防止システム (IPS: Intrusion Prevention System) は，ネットワークへのマルウェアなどの不正な侵入や攻撃を監視し，阻止するためのシステムである．IPS では **IDS** (Intrusion Detection System) とよばれる**不正アクセス監視システム**を用いて不正アクセスに関係すると思われる通信パケットを検出し，その不正のレベルに応じて通信の遮断を実施する．

IDS は監視対象となるトラフィックが不正アクセスに関係する通信であるかどうかを，データベース化された過去の不正アクセスの**通信パターン (シグネチャデータベース)** に基づいて判定する．この判定のためには，多くの経験と世界規模での状況の把握，最新のアルゴリズム群を駆使することが要求され

る．また，IDS の運用では，シグネチャデータベースを常に更新し，チューニングを行う必要がある．

しかし，IPS による検知は基本的にデータベースに依存するため，未知の手法による不正アクセスを検知することはできない．

(6) 個人情報保護法とデジタル情報

1980 年に，経済協力開発機構 (OECD) は「プライバシー保護と個人情報の国際流通についてのガイドライン」(OECD ガイドライン) を発表し，日本の**個人情報保護法**はこの OECD ガイドラインに準拠して制定された．同法は「個人情報は個人の人格尊重の理念の下に慎重に取り扱わなければならない」ことを基本理念とし，「高度情報通信社会の進展に伴い，個人情報の利用が著しく拡大し，そのため個人の権利利益を保護する」ことを目的としている．

無体物としての情報が**デジタル情報**としてインターネットを流れるとき，完全な複製が容易に作成されることを受けたものである．個人データの全件数が 5000 件以上の事業者は**個人情報取扱事業者**とよばれ，個人データに関する次の取扱いが義務付けられている．

---

(1) 必要な範囲を超えて取り扱わない．
(2) 不正に入手しない．
(3) その正確性と最新性を確保する．
(4) 安全に管理する．
(5) 本人の同意を得ない第三者提供をしない．

なお，個人情報保護法で定められた個人データとは個人情報の一部で，「個人情報データベース等」を構成する個人情報のことである．この「個人情報データベース等」とは，個人情報の集合を検索できるように体系的に整理したものである．

インターネットにおける情報流通の観点から，デジタル情報が特定組織の内部から漏洩するのを防止するのが「個人情報保護法」であり，いわば内部者による情報の持ち出しを故意であるか否かにかかわらず防止するのが狙いである．

一方，個人情報を外部から不正にアクセスして奪取する行為を禁止するのは「不正アクセス行為の禁止等に関する法律」である．

3.4 サイバー空間とリアル空間

インターネットというサイバー空間で買い物をし，人々と連絡し合う．リアル空間とほぼ同じことをサイバー空間でも繰り広げ，もはや両者の間に明確な壁はない．むしろ，リアル空間がさらにサイバー空間に向けて広がっている．そんなシームレスな世界を作り出す仕組みが SNS である．

3.4.1 SNS (Social Networking Service)

(1) Facebook

SNS はインターネットにコミュニティーを作り出し，人々をつなげ，人々のつながりをサポートする．そのうちの1つである Facebook は，実名と顔写真登録というルールでスタートし (現在は実名登録を原則とするに変更)，サイバー空間でリアルな人間関係をさらに深める SNS である．実社会の交友関係がそのまま Facebook に反映されるともいわれている．

1990 年代，豊富な情報を掲載したポータルサイトがインターネットの入り口として作り出された．代表は Yahoo! である．2000 年代，Google が台頭し，見たいウェブページは検索する時代に突入した．そして SNS の時代となった．お仕着せのポータルサイトではなく，自らが見たいコンテンツを見せてくれる最初のウェブページ，それが SNS である．SNS 内のメール機能を使えば，もはやメーラーを開く必要もないサイバー空間とリアル空間の融合が生まれているユーザも多い．日本の代表的な SNS であるオレンジページの mixi は，アメリカ発のブルーページの Facebook に席巻されつつある．SNS 世界の栄枯盛衰は極めて激しい．

多くの人々が集う SNS で，人や物に対する口コミ効果は絶大である．個別でリアルな知人・友人が送り出した情報の信頼性は高く，購買に対しても強い動機を与える．この口コミ効果はソーシャルフィルタリングとよばれ，次の買い手を生み出す力となる．SNS による情報共有の力といえる．インターネットにおける購買は商品の検索に始まり，個別のリアルな誰かとの情報共有によって購入が決定される．さらに強い「共感」を引き出すのは知人・友人のリコメンデーションである．

SNS の中では，ユーザが書き込む趣味・嗜好に合わせてターゲティング広告が打たれ，リコメンデーションが流れてくる．Facebook では Amazon との連携によるリコメンデーションが行われている．

一方で，Facebook はなりすましの舞台ともなる．ユーザ名とパスワードを盗み出されれば，誰かがあなたになりすますことができる．それ以前に，誰かがあなたの名前で偽りのアカウントを作成しているかもしれない．

(2) Twitter

Twitterはリアルタイム性の高い140字の「つぶやき」の世界を作る．ミニブログともよばれ，この「つぶやき」を時系列的に加工してブログ記事を書くこともできる．ただ今，TwitterのコアユーザがFacebookへ移行しているともいわれている．Facebookは時系列で友人・知人のコメントが流れていくと同時に，このようなコメントを蓄える役割も果たすからである．一方で，Facebookの実名登録とそれに伴うリアル世界の人間関係の浸食を嫌ってTwitterに逃げ出す人々もいるだろう．

Twitterでは携帯電話やスマートフォンから，今どこにいて，何をしているかがつぶやかれるリアルタイム性が大きな魅力である．そのリアルタイム性を象徴するのが津田大介の考案による140字による実況生中継である[10]．「つだる」と表され，様々に活用され，講演会などの企画側で「つだる」場合もある．Twitterでは特定サイトの記事（ツイート）の読者はフォロワとよばれ，フォロワによる自サイトへの記事再掲載はリツイートとよばれる．このフォロワによるリツイートの連鎖が大きな記事の伝搬力となり，この伝搬力に期待する企業広告も増えている．

3.4.2 コンピュータリテラシーを獲得することで失うもの

コンピュータを使うことで漢字は書くものから，かな漢字変換ソフトウェア（FEP: Front-End Processor）によって選ぶものとなった．このため，漢字を正しく書く能力は低下し，また，文書から手書き文字の個性と認知性が失われた．誰が書いたものかは文章そのものの個性，文章作成における題材の選択

コンピュータリテラシー

「コンピュータを使いこなす能力」は個人の能力を拡大する．ワードプロセッサで文書を速く，きれいに，わかりやすいレイアウトで作成できることは重要なコンピュータリテラシーである．この文章入力の前提はわかりやすい文章を書く能力，あるいは，たとえインターネットのウェブページからコピーした文章であろうとも，その内容を吟味し，自分の文章と言い得るものに編集し直す能力である．インターネットを検索した結果を無批判に貼り付け，そのレイアウトだけを変更する行為は著作権の侵害である．

コンピュータのOSや使用するソフトウェアがどんなに変わっても，コンピュータを「使いこなす能力」は残る．「使いこなす能力」とは，自身の行いたいことを具体化するために到達目標を設定し，手順を明確にし，その手順を実行するために必要なコンピュータに関する情報を収集することである．

や，その「料理の仕方」に発揮される以外にはなくなった．

言うまでもなく，印刷された書籍が知識の媒介であった古典的な意味での活字文化はこのような個性なしには成立し得ない．ただ，この個性をこの文化の中で発揮し得たのは，ごく一握りの秀でた能力をもつ者に限られていただけのことである．それが情報のデジタル化とネットワーク化によって情報発信のコストは著しく下がり，その結果，誰もが容易に創作者と成り得る時代が到来した．ブログ小説やケイタイ小説などは情報化社会が生み出した新たな小説流通の形態である．

コンピュータに様々な情報を蓄え，またインターネットを重要な情報資源として活用する人々は，一度これらのものが使えなくなると，極めて弱い立場に追い込まれる．情報をもつ者ともたざる者の格差は情報格差とよばれるが，情報化社会では情報強者がいつ情報弱者に転落するかわからない．

3.4.3　インターネットリテラシーを獲得することで失うもの

■ 時間の浪費

インターネットの情報量は膨大である．この情報量の多さの中で検索による時間を浪費しがちである．時間を浪費しないためには適切なキーワードを選ぶことが必要であり，適切なキーワードは各自のもつ知識あるいは教養から生まれる．この意味で「本を読むこと」は情報リテラシーの基本である．

■ 平穏な生活

インターネットには不快な情報に出会う危険性がある．ごく普通の生活をしていれば一生出会うことのないような情報の類である．ウェブページや電子掲示板など，たとえ検索しているとしても，どこへ導かれるかは必ずしも見通せないからである．また，他者との意見交換の場である電子掲示板やニュースグループでは，身体性を欠いた匿名的な「断片人格」となった他人の醜さや，時には自分の醜さに出会う危険性がつきまとう．

不快な議論に巻き込まれないためには静かにインターネットから退散し，現実空間で身体性を取り戻すことである．情報空間における他者とのかかわりはいつでもスイッチオフできるものであり，このような一方的な関係を現実空間に持ち込んではならないものの，時には有効に利用するべきである．また，性急に意見を述べずに，ただ聞いていることも重要である．しばしば少数意見はネットワーク上では表明されない．自分を少数派だと思う人々はその意見を表明せず，表明されないがためにますます自分を少数派だと思い込む傾向がある．情報化社会で大きな声が必ずしも多数意見ではないことを知ることも重要なインターネットリテラシーである．

> **インターネットリテラシー**
>
> 「インターネットを使いこなす能力」は社会の能力を拡大する．インターネットの雑多な情報から目的とする情報を検索し，編集する能力をもつことが情報化社会を生きる基本である．前提となるのは，個々人が検索対象となる社会的な関心をもつことである．そうして得られた情報を批判的に吟味すること，自ら思考すること，つまり「考えながら書く」ことを忘れてはならない．
>
> 情報化社会では情報の受信者となるばかりではなく，情報の送信者とならなければならない．個々人の情報ピースがどんなに小さなものであってもその集まりが全体を作り，個人の能力を超えた集団の能力が生み出されていく．このような時代にあっては，情報ピースの重複を恐れず，発信していくことが重要である．
>
> WWW はまさにウェブページという情報ピースが検索エンジンによって統合された巨大なデータベースであり，ウェブページを公開することはこのようなデータベースの構築に参加することである．ユーザが参加するためには，技術的な障壁は低いほどよい．ブログにおけるコンテンツマネージメントシステム (CMS) はこの情報発信の障壁を大きく下げた．また，コメントやトラックバックなどの機能により，ユーザがブログ記事の中で自由につながっていけるようになった．さらに，SNS (Social Networking Service) は，現実世界の人間のつながりをネットワークに持ち込んで，一層濃密な情報交換の場を作り出している．

3.4.4 第3の社会

情報のデジタル化とインターネットによる流通が情報化社会の特徴である．コンピュータの世界はマイクロコンピュータの出現により大きく変化し，生み出された PC がネットワークに分散して結び付けられた．また，マイクロコンピュータを納めた携帯電話機，さらにスマートフォンは移動可能なネットワーク端末であり，電子メールとウェブページ閲覧を可能にする．さらに，ユビキタスコンピューティングの世界ではあらゆるものから情報が発信されるようになる．中央集権的なコンピュータネットワークが分散的なコンピュータネットワークに変化し，そのネットワーク内をありとあらゆる情報が流通し，これまでは物の中にのみ存在していた情報が，ただ情報としてネットワーク内を流通する時代が到来した．

これまでに述べたように，情報が物と一体化していた時代の著作権はこの物を管理する方法を考案すれば事足りた．物を所有しなければ，物に固定された

情報を利用するすべはなかったからである．しかし，今日では情報は物に固定されることなく流通し，情報そのものを管理する方法を考案しなければならなくなった．また，このことにより著作権法が守るべき情報とはそもそも何なのかが，物とのかかわりを離れて議論されなければならなくなった．

インターネットが社会のインフラストラクチャーとなり，企業や家庭で日常的に使われ，オンラインショッピングやオンラインバンキングが自宅に居ながらにしてできる社会が生まれつつある．人々は新聞やテレビのような一方的な大量送信型のメディアから次第に離れ，個人が情報の発信者であると同時に受信者である小さな双方向アクセス型のメディアの中へ移行しつつある．様々なブログやSNSにおける情報交換，SNSにおける交友関係の広がりが，それをまざまざと見せつけている．

ヘルスリテラシー

「リテラシー」は元来，言語を用いた読み書き能力であったが，近年では情報活用能力とみなされ，情報活用の実践力，情報の科学的理解，情報社会に参画する態度を示す．情報活用の実践力では，情報を受信するだけではなく，情報を発信できる能力を求めている．このようなリテラシーの1つに，個人が健康的な生活を送ることにかかわる「ヘルスリテラシー」がある．

ヘルスリテラシーは，「認知面や社会生活上のスキルを意味し，これにより健康増進や維持に必要な情報にアクセスし，理解し，利用していくための個人の意欲や能力」(WHO，ヘルスケアプロモーション用語集) と定義され，健康に関連した情報を理解できる能力，このような情報を積極的に獲得できる能力，さらに批判的に分析・吟味して，社会的，経済的，政治的な健康の決定要因を変化させる活動に参加できる能力とされている．ヘルスリテラシーは，「人々が自らの健康をコントロールし，改善することができるようにするプロセス」(ヘルスプロモーション) を進めるための能力である．

一般用医薬品を用いてかぜや軽いけがなどの軽度な体調不良を自分で手当てするセルフメディケーションは，医薬品を利用したヘルスプロモーションであり，自らの健康状態や医薬品の種類，その服用方法などに関する情報を理解する能力，医療従事者とのコミュニケーションによって積極的にこれらの情報を獲得する能力などのヘルスリテラシーが要求される．

▌注釈

- *1 ケンブリュー・マクロード 著, 田畑暁生 訳, 『表現の自由 vs 知的財産権』, 青土社 (2005)
- *2 土佐昌樹 著, 『インターネットと宗教』, 岩波書店 (1998)
- *3 小此木啓吾 著, 『「ケータイ・ネット人間」の精神分析』, 飛鳥新社 (2000)
- *4 梅田望夫 著, 『ウェブ進化論』, 筑摩書房 (2006)
- *5 黒田政男 著, 『デジタルを哲学する』, PHP 研究所 (2002)
- *6 佐々木俊尚 著, 『電子書籍の衝撃』, ディスカヴァー・トゥエンティワン (2010)
- *7 荻上チキ 著, 『ウェブ炎上』, 筑摩書房 (2007)
- *8 伊東寛 著, 『「第5の戦場」サイバー戦の脅威』, 祥伝社 (2012)
- *9 村井純 著, 『インターネット』, 岩波書店 (1995)
- *10 津田大介 著, 『Twitter 社会論』, 洋泉社 (2009)

▌演習問題

3.1 知的財産権を5種類に分類しなさい.

3.2 著作者に与えられる著作者人格権と著作権 (財産権) の違いを説明しなさい.

3.3 著作物の公衆への伝達に重要な役割を果たす者に与えられる著作隣接権を説明しなさい.

3.4 インターネットセキュリティーに関して, SNS (Social Networking Service) が抱える問題点とは何かを説明しなさい.

4
情報表現とその加工

　人は情報を絵や図に描いたり文字にして表現したりしている．その形は時代や民族によって様々である．石器時代は洞窟の壁に絵を描いていた．文字ができると亀の甲羅や木片に刻むことから始まり，紙が発明されて発展してきた．現在はコンピュータを使って大量に，そして様々な形に処理され，蓄積されている．情報がコンピュータによって処理されることから，日本工業規格 (JIS X 0001-1999) によって情報という単語は次のように定義されている．

　情報：事実，事象，事物，過程，着想などの対象物に関して知り得たことであって，概念を含み，一定の文脈中で特定の意味をもつもの．

　したがって，新聞や雑誌，書物などから得られる事件や考え方はもとより，遺跡から発掘された木簡やミイラを写し取った画像や古典芸能を記録した動画なども情報である．これらの情報を機械的に処理できる形にしたものは"データ"として次のように定義されている．

　データ：情報の表現であって，伝達，解釈又は処理に適するように形式化され，再度情報として解釈できるもの．

> **データ**：データ処理は人間が行ってもよいし，自動的手段で行ってもよい．

　すなわち，コンピュータに取り込む形になった情報をデータという．ワープロソフトや表計算ソフトで作成され，コンピュータのメモリ，USB メモリ，DVD などの外部メモリに保存されたファイルはデータである．

　情報を人に伝えようとするとき，同じ言語を使っても対象や目的によって表現方法は様々である．例えば，実験レポートを書く場合を考えてみよう．実験では数多くのデータを処理し，新しい事実を読み取ったり考察したりして過去の情報を参照しながら，新しい情報を報告書にまとめる．また，実務実習では事前に抱負を書いたり，事後報告書や感想文を書いたりして報告会で発表する．さらに，就職活動で履歴書を書いたりする．このように，人間社会で生きていく私たちは，情報収集，情報加工，情報発信を繰り返しているといえる．

　これらの作業をするのに便利なソフトウェアが用意されている．①文書を簡単に綺麗に印刷物として処理できるワープロソフト，②発表資料を簡単に作成できるプレゼンテーションソフト，③データを加工できる表計算ソフトであ

る．これらのアプリケーションは私たちが日常的に行っている高度な情報処理を容易にできる道具である．ここでは，これらの仕組みを使うきっかけとなる情報処理の基礎的要素を学ぶ．

4.1 文書作成・編集の基礎知識

4.1.1 文字コード

ワープロソフトで文章を作成する場合，キーボードに表示された文字が画面に表示されるが，コンピュータが文字を判断したり記憶したりしているのは0と1の符号である．それぞれの文字を区別するために，文字ごとに0と1の並び方，すなわち2進数を対応付けたものを**文字コード**という．そのコードの一部を表4.1に示す．世界には様々な言語があり，その言語に対応したコードが存在する．

文字コード: 2.2.1 項参照．

表 4.1 文字コードの例

@	01000000	P	01010000	`	01100000	p	01110000
A	01000001	Q	01010001	a	01100001	q	01110001
B	01000010	R	01010010	b	01100010	r	01110010
C	01000011	S	01010011	c	01100011	s	01110011
D	01000100	T	01010100	d	01100100	t	01110100
E	01000101	U	01010101	e	01100101	u	01110101
F	01000110	V	01010110	f	01100110	v	01110110
G	01000111	W	01010111	g	01100111	w	01110111
H	01001000	X	01011000	h	01101000	x	01111000
I	01001001	Y	01011001	i	01101001	y	01111001
J	01001010	Z	01011010	j	01101010	z	01111010
K	01001011	[	01011011	k	01101011	{	01111011
L	01001100	¥	01011100	l	01101100	|	01111100
M	01001101	]	01011101	m	01101101	}	01111101
N	01001110	^	01011110	n	01101110	~	01111110
O	01001111	_	01011111	o	01101111		

(1) 日本語文字コード

コンピュータが扱う文字コードは，0と1でできている (表 4.1)．初期のコンピュータで使用された英数字と記号の文字コードである **ASCII コード** [*1] は，7つの0か1 (7 bit) でできている．この ASCII コードをもとに日本では，8 bit 目を使って，半角カタカナを加えた **JIS X 201** という文字コードができた．このような方法で，他の言語においてもそれぞれ 8 bit を用いた文字コードが作られたが，最大 2^8 (256) 個の文字しかコード化できない．言語によって

4.1 文書作成・編集の基礎知識

は，日本語のように 8 bit ではすべての文字を表せない国もあり，倍の 16 bit を用いた文字コードが作られた．これだと最大 2^{16} (65536) 個の文字をコード化できる．日本語ではアルファベット，数字，記号，カタカナを 8 bit のコードで表したものを**半角文字**，漢字やひらがなを含めて 16 bit で表した文字を**全角文字**という．

　日本語の文字コードには，おもにパソコンで利用されているシフト **JIS** コードや名前からもわかるように UNIX OS で利用されている **EUC** (Extended Unix Code) などの日本語文字コードがある．

　このように ASCII コードから発展した文字コードであるが，世界中の国々で文字コードが作られてきたため，ISO などによって国際標準が作られていたが，すべての文字を 1 つの文字コード表に載せることができなかった．それを可能にしたのが **Unicode** で，Microsoft, Apple をはじめ，IBM, Oracle, HP, Xerox などの主要メーカが参加しているコンソーシアムで標準化が検討されている．

(2)　日本語文字コード変換

　通常のコンピュータに付属しているキーボードには半角文字で扱えるキーしか用意されていない．日本語を入力する場合，かなキーやローマ字で入力して表示される単語のリストから必要なひらがなや漢字を選択してコードに変換する必要がある．このような作業をするプログラムを **IM** (Input Method) といい，Windows OS には，Microsoft Office IME が装備されており，特に設定の必要なく利用できる．また，ジャストシステム社が開発した ATOK（エイトック）(Advanced Technology Of Kana-kanji transfer) があり，独自に導入して使用することができる．ブラウザでウェブページを見るときに，稀に文字化けした文字が表示される際には，この文字コードの設定が間違っている可能性があるので，ブラウザの「表示」機能の「エンコード」選択で別の文字コードに変更する必要がある．

　キーボードによる文字入力は，一般的に「ひらがな」「全角カタカナ」「全角英数」「半角カタカナ」「半角英数」の 5 つのモードがあり，コンピュータはそれぞれのモードに応じて，キーボードからの入力を，それぞれの文字に変換して，ディスプレイに表示する．例えば，「ひらがな」モードでキーボードから文字を入力すると，その文字コードに従って，ひらがなに変換されて文字が表示される．入力が終わった後に，スペースキーを押すと，ひらがなに該当する漢字の候補が表示されて，それを選択することにより，入力文字のコード変換が確定する．つまり，この「文字コード」によって日本語文字に変換することが，「日本語文字コード変換」である．

4.1.2　文書作成・編集

　文書作成・編集は，コンピュータのキーボードやマウスを用いて行う．キーボードは文字の入力やプログラムの開始などの機能を実行するために使い，マウスはポインタの移動，文字列や図・表の指定と，切り取り／コピー，貼り付けなどソフトウェアのグラフィック画面で示した機能を実行するために用いる．現在では，パソコンにインストールされた**ワープロソフト**を文書作成・編集に用いるのが一般的である．

　ここでは，日本において最も広く利用されているワープロソフトの Microsoft Word (以下 Word と記載) を用いて，大学，そして将来，社会に出て必須の技術となる文章作成の基礎知識を学ぶ．

　薬学生は，大学では講義，実習や実験などで，必ずレポートの作成を行う．高学年になるとそれらの他に卒業論文などの研究論文など，より多くの人に読んでもらう文書を作成することになる．このような文書を作成する際には，文書の内容はもちろんのこと，ワープロソフトの機能を駆使して，読者にわかりやすく，読みやすい文書にする必要がある．また，社会人になると，社内行事の案内や顧客へのお知らせなどの社内文書や社外文書を書く機会が数多くある．これらは**ビジネス文書**といい，決まった形式で用紙 1 枚に必要事項をまとめたもので，文字数は少なく，一目で必要な情報が伝わるように工夫されている．このような文書を作成する際には，ビジネス文書の書式を理解し，必要事項を簡潔に書けるようにしなければならない．その他に，様々な報告書や企画書，会議の議事録など，それぞれに決まった書式があり，目的に応じてワープロソフトの機能を駆使して，効率よく文書作成をしなければならない．

　このように文書作成と一言でいっても，その目的によって様々な書式がある．また，薬学生の場合は，一般的な文章や表・グラフ・図の他に，数式や化合物の構造式など，分野特有の様々な記号や文字を用いて文書作成を行わなければならない．

(1)　Word の基本操作

■ 文書のページ設定

　Word を起動すると，図 4.1 に示すように，ワープロとしての機能操作をする領域 (メニューバー，ツールバー) と文書を表示する白紙の画面で構成されたウィンドウが表示される．機能操作はタブやメニューをマウスポインターで指定して実行し，文字入力はキーボードから行う．はじめて Word を起動するときの用紙サイズ，余白，段組みなどは，標準の設定で表示される．文書の形式は，作成する文書によって，用紙サイズ，余白，段組みなど様々なパターンがある．文書入力後に形式を設定しなおすと不具合が生じる場合があるので，必ず最初に形式を確認し，必要なページ設定の変更を行ってから文書作成を始

4.1 文書作成・編集の基礎知識

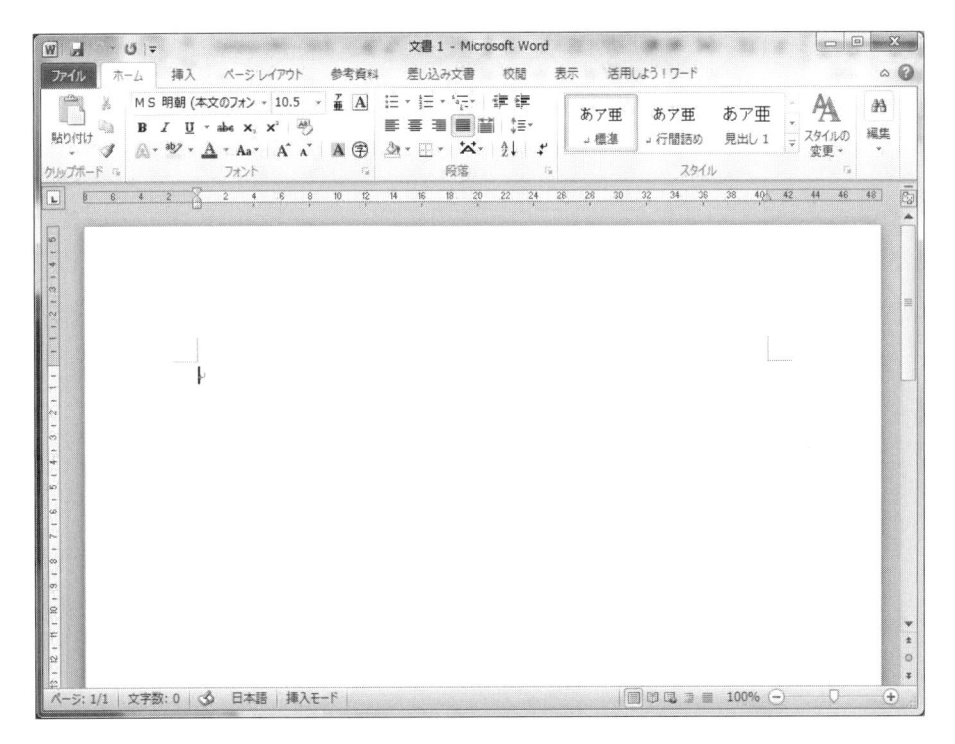

図 4.1 新規作成画面

めるようにする．

　用紙サイズを変更したい場合は，「ページレイアウト」タブから「サイズ」を，「余白」を変更したい場合は，「ページレイアウト」タブから「余白」をクリックして指定する．その他も同じ要領で変更できる．

　また，図 4.2 の「ページレイアウト」タブの右下の "↘" をクリックすると図 4.3 の「ページ設定」ダイアログボックスが表示される．ここで，既定の設定を確認でき，それを変更したい場合はここで行う．

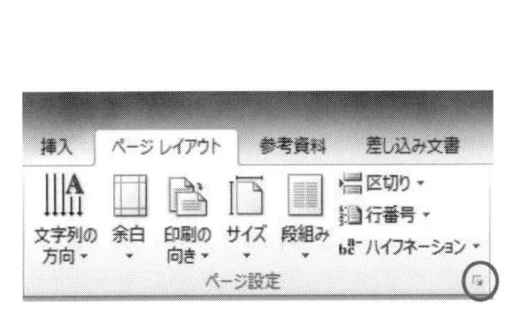

図 4.2　「ページ設定」ダイアログの選択

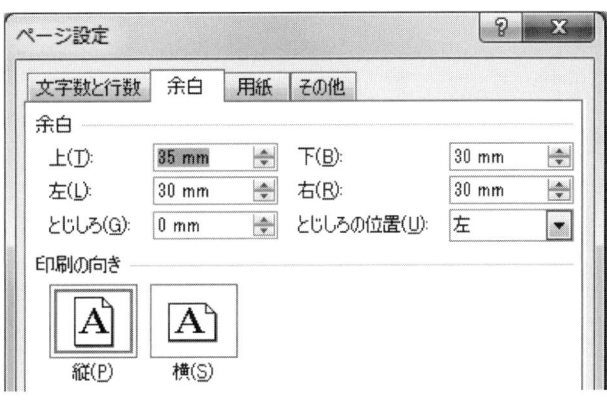

図 4.3　「ページ設定」ダイアログボックス

また，現在の「ページレイアウト」に関する他の設定を確認することもできる．例えば，「文字数と行数」をクリックすると，図 4.4 が表示される．用紙サイズ A4，余白が標準 (上 35mm，下 30mm，左 30mm，右 30mm，とじしろ 0mm) で横書きの場合，標準の文字数は 40 字，行数は 36 行になる．文字数と行数が見えないときは，「文字数と行数を指定する」を選ぶとそれらの変更が可能になる．文字数 40 字の右横の (1-44) は現在の設定で，最低 1 文字，最高 44 文字まで設定できることを表している．行数も同様に行うことができる．

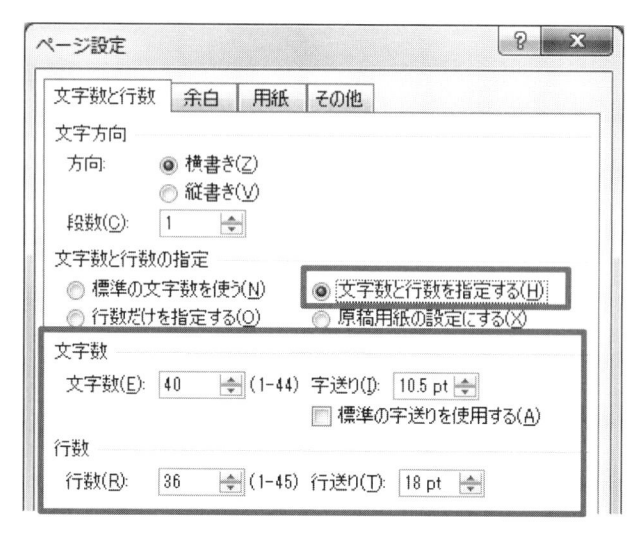

図 4.4　文字数と行数の設定

研究論文でよく見かける 1 ページを左と右の 2 段に分けて文章を入れる形式 (図 4.17 参照) を **2 段組み**という．この指定は，図 4.2 の「ページレイアウト」の「段組み」をクリックして指定する．

■ 文書の保存

文書を保存するには，「ファイル」タブをクリックすると図 4.5 のメニューが表示されるので，「上書き保存」か「名前を付けて保存」のどちらかをクリックする．

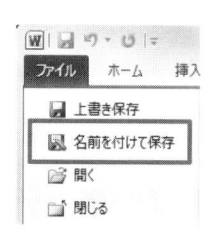

図 4.5　「ファイル」メニュー

4.1 文書作成・編集の基礎知識

「上書き保存」の場合は，開いたファイルの名前のまま，そのファイルがあったフォルダに上書き保存される．新規に作成した文書は，「文書1」のように仮のファイル名が付いているので，その名前のまま，利用者のドキュメントフォルダに保存される (ただし，他のフォルダが設定されている場合もある．保存場所は「Wordのオプション」で指定する)．

「名前を付けて保存」の場合は，図4.6に示す保存メニューが表示されるので，ファイル名を書き換え，ファイルの種類も必要に応じて指定しなおして「保存」ボタンをクリックする．

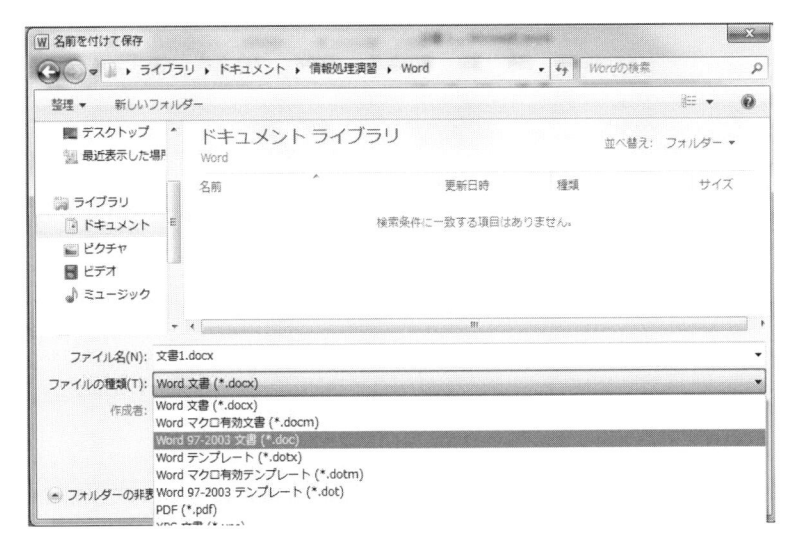

図 4.6　「名前を付けて保存」メニュー

バージョンの古いWordでは，新しいバージョンのWordファイルが読み込めないため，古いバージョンの文書で保存する必要がある．この場合は，「Word 97-2003 文書 (*.doc)」を指定する．また，Wordファイル以外のPDF，XML，HTMLの形式にも保存できる．

PDF: Adobe Systems社によって開発された電子文書の書式．

XML: 4.1.4項参照．
HTML: 4.1.4項参照．

■ ファイルの圧縮

保存したファイルは，図や写真などを多く含むと情報量が大きくなり，転送容量に制限があるメールの場合，添付ファイルとして送付することができなくなる．この問題を回避するために，様々なファイルの**圧縮**ツールが提供されている．Windowsにも**ZIP**形式の圧縮ツールが備わっていて，圧縮するファイルを指定して，マウスの右クリックでメニューが表示される．そのメニューの「送る」から「圧縮 (zip形式) フォルダ」を指定することにより，そのファイルの圧縮が可能である．

ZIP: アメリカのPKWARE社が開発したファイルの圧縮形式で，可逆圧縮である．

データの圧縮方法は，大きく分けて**可逆圧縮**と**非可逆圧縮**がある．可逆圧縮は，冗長なデータを別の表現に置き換えることによって情報量を減らして圧縮

する方法で，その逆をすれば，もとにデータに戻すことができる．非可逆圧縮は，不必要な情報を除去する方法なので，圧縮を解凍しても完全にはもとに戻らない．

一般のファイル圧縮ソフトは，圧縮したものをもとに戻す必要があるので，複数の圧縮法に対応しているが，可逆圧縮をサポートしているものが多い．その中でも ZIP 形式は，世界標準に近いほど広く利用されているので，ほとんどのファイル圧縮ソフトはその形式で圧縮できる．

(2) Word による文書作成

文書を作成する際にまず考えることは，その文書がどのような目的の文書であるかである．つまり，それが案内状や送付状なのか，企画書や研究論文なのかということである．どのような文書であるかによって，文書の長さ，書式が異なる．

Word には，文書の目的による書式の違いを意識して適切に設定するために，図 4.7 に示すようなテンプレート (雛形) が用意されている．「ファイル」タブの「新規作成」をクリックすると，それらが表示される．ネットワークが利用できれば「Microsoft Online Office」を利用して，より多くのテンプレートを利用することができる．

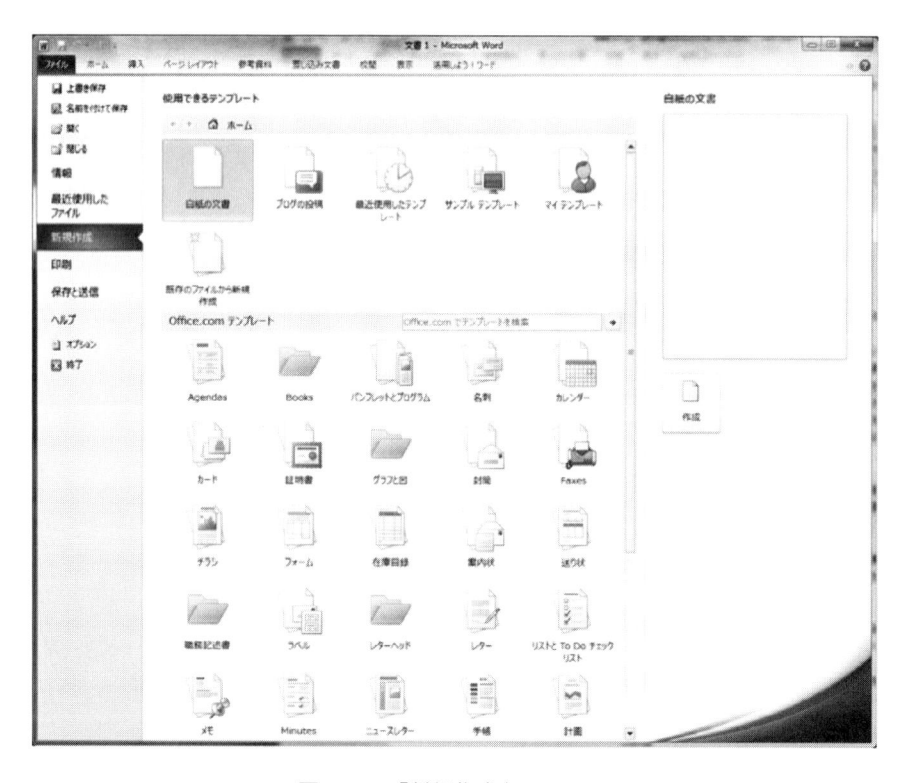

図 4.7 「新規作成」メニュー

4.1.3 文書作成の具体例

ここでは，ビジネス文書，研究論文，医療用医薬品の添付文書の書式を例にして説明する．ビジネス文書の作成では，文書作成における Word の基本的な操作方法について説明する．研究論文と医療用医薬品の添付文書の作成では，おもに書式について説明し，それぞれの文書作成において，特殊な Word 操作に限定して，その操作方法を説明する．

(1) ビジネス文書

ビジネス文書は，一般的に A4 の用紙 1 枚に必要な情報がまとめられた書式になっていて，各種案内状，手紙，FAX 送付状などがある．ビジネス文書の基本的な要素を理解するために，図 4.8 の同窓会案内を例に説明する．

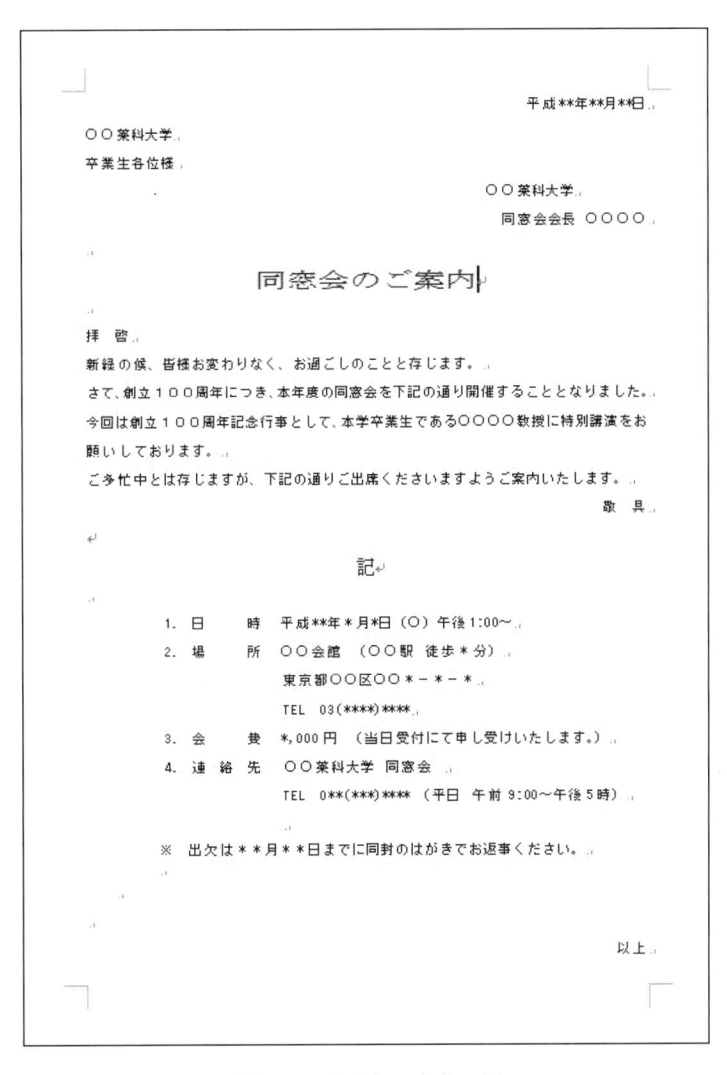

図 4.8　ビジネス文書の例

■ 文書入力

ビジネス文書の一般的な書き方は，最初に記述する内容を入力し，書式に合わせて 形式を整えていくといった手順で行う．まず，記述する内容を図 4.9 のように入力する．

発信年月は必須で，次の宛名は，一般に最初に宛先の組織名 (会社名など)，次の行に○○部長殿，○○部長○○殿，○○課 御中などのように書く．(株) や (有) などはビジネス文書では相手に失礼になるので，必ず株式会社や有限会社などのように省略せずに入力する．ここでは，同窓会なので，大学名と卒業生各位様と入力する．

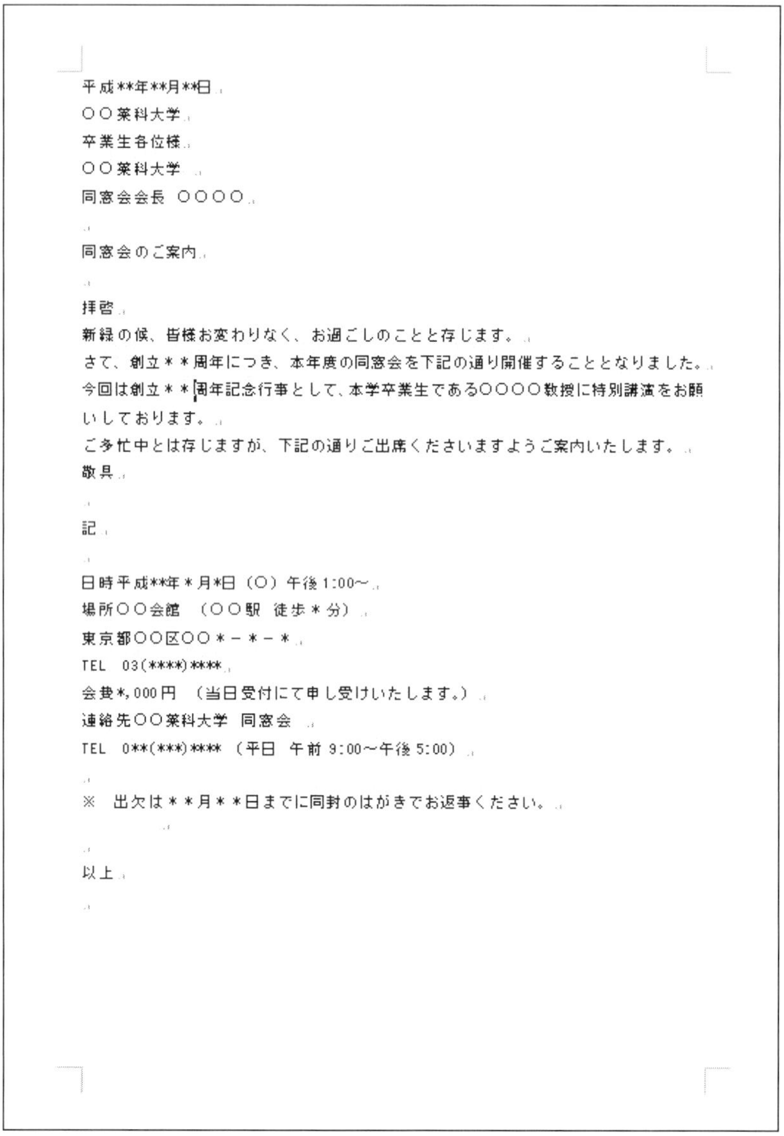

平成**年**月**日

○○薬科大学

卒業生各位様

○○薬科大学

同窓会会長 ○○○○

同窓会のご案内

拝啓

新緑の候、皆様お変わりなく、お過ごしのことと存じます。

さて、創立＊＊周年につき、本年度の同窓会を下記の通り開催することとなりました。

今回は創立＊＊周年記念行事として、本学卒業生である○○○○教授に特別講演をお願いしております。

ご多忙中とは存じますが、下記の通りご出席くださいますようご案内いたします。

敬具

記

日時平成**年＊月*日（○）午後1:00～

場所○○会館　（○○駅　徒歩＊分）

東京都○○区○○＊－＊－＊

TEL　03(****)****

会費*,000円　（当日受付にて申し受けいたします。）

連絡先○○薬科大学　同窓会

TEL　0**(***)****　（平日　午前 9:00～午後 5:00）

※　出欠は＊＊月＊＊日までに同封のはがきでお返事ください。

以上

図 **4.9**　同窓会案内文書の入力

次の行に発信作成者名を入力する．発信作成者名はこの案件の責任者の名前を入れる．組織の名前，次の行に組織名に対して1文字下げて責任者の名前を入れる．

次の文書のタイトルは，文書の内容が一目見てわかるように，簡潔な言葉にする．

次は，同窓会案内の本文を入力する．一般的に頭語 (拝啓など) の後に，挨拶を入れ，その後に「主文」とよばれる内容が書かれ，結語で終わる．「拝啓」で始まったら，「敬具」で終わるなど，決まりがあるので，そのような決まりも知っておく必要がある．

挨拶文の挿入は，「挿入」タブから「挨拶文」をクリックして (図 4.10)，「挨拶文」ダイアログボックスを開いたら「月」，その下の「月のあいさつ」，「安否のあいさつ」，「感謝のあいさつ」が表示されるので，適当な挨拶文が見つかったら，それを選択する．

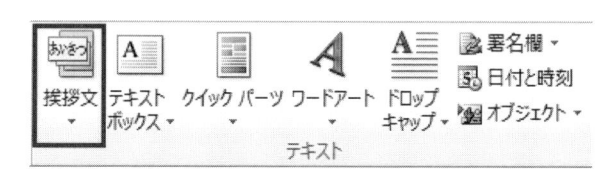

図 4.10　挨拶文の挿入

次に，挨拶文の下に本文を入力する．この部分の定型はないので，各自で考える必要がある．様々な事例を調べて，案内の内容，送付先は誰か，その時の状況などを考慮して文章を書く．

最後に，同窓会案内の記書きを入力する．敬具の下に1行あけて「記」を入力する．「記」を確定して，Enter キーを押すと，記が中央揃えになり，1行あけて「以上」が右揃えになって表示される．「記」と「以上」の間の行に，日時，場所，会費，連絡先などを箇条書きに入力する．最後の「※」が付いた注意書きも「記」の一部である．

■ 文書の書式合わせ

入力した文書をビジネス文書の書式に合わせて整えて行く．記書き入力のように，入力と同時に書式に合わせる機能もあるので，ここではそれ以外の部分の書式を整える．

まず，発信年月日の1行を範囲選択して，「ホーム」タブの段落グループの右揃えをクリックする (図 4.11)．宛名は左揃えにする．

次の組織名と発信作成者名は右揃えにする (組織名はそのままで，5行目の左にスペースを1字入れる)．

文書のタイトルは目立たせるため，通常，**フォント**サイズを少し大きくしてから，文字の横幅を伸ばしたり，ゴシック体，太字などにしたり，下線や網掛

フォント: コンピュータ上で文字を表示したり，印刷する際の文字の形のこと．

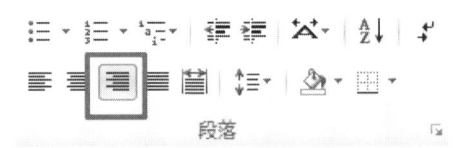

図 4.11　右揃え

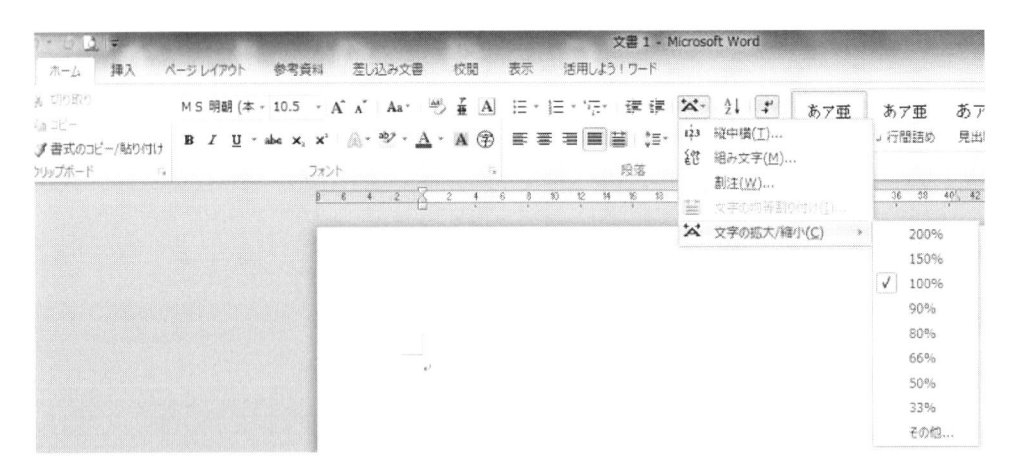

図 4.12　「文字の拡大/縮小」

けなどを付ける．文字の横幅を伸ばす方法は，図 4.12 に示す「文字の拡大/縮小」の機能 (拡張書式) を利用する．

　タイトルのサイズを大きくしすぎると，バランスが悪くなり，稚拙なイメージを与えるので，サイズは 14～16 ポイント程度に抑え，横幅だけを拡大させるとバランスがよいタイトルになる．タイトルは中央揃えにする．

フォント

　フォントには多くの種類があり，文書の形式や文字を強調するときに変更するが，1 行の文字列の幅を揃えるために，フォントを変えることがある．例えば，DNA の配列を「MS P ゴシック」で書くと，文字数が同じでも 1 行の文字列の行にずれが生じる．

　　AGCAGTCATTATGGCGAACCTTGGCATGCTGGTTCTCTTTGTGGCCATGGAGTG
　　CTCTGCAAGAAGCGCCCGAAGCCTGGATGGAACACTGGGGGCAGCCGATACCCGG

　一方，「MS ゴシック」で書くと行にズレが生じない．

　　AGCAGTCATTATGGCGAACCTTGGCATGCTGGTTCTCTTTGTGGCCATGGAGTG
　　CTCTGCAAGAAGCGCCCGAAGCCTGGATGGAACACTGGGGGCAGCCGATACCCG

　フォントには，このような違いがあることも知っておくと役に立つ．

4.1 文書作成・編集の基礎知識

　同窓会案内の本文では，「拝啓」と「敬具」の文字の間に空白スペースを入れ，文章を整えるために，ルーラの「1 行目のインデント」を使う．

　図 4.13 に示すルーラの下を向いたマーク▽で，マウスポイントを重ねて 1 文字分右にドラッグする．Alt (オルト) キーを押しながらドラッグすると，ルーラの数字の出方が変わり 1 字の設定がしやすくなる．

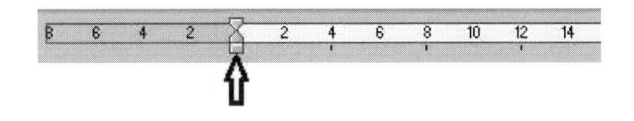

図 4.13 ルーラ

　別の 1 字下げる方法は，「ホーム」タブの「段落」ダイアログボックス (図 4.14) から「インデントと行間隔」タブの「最初の行」のマーク▼をクリックして「字下げ」を選び，右隣の数字が「1 字」になっていることを確認し，OK をクリックする．字下げの下のぶら下げは段落の 2 行目以降を右に下げるときに使う．

図 4.14 段落メニュー

　同窓会案内の記書きでは，すでに中央揃えになっている「記」と右揃えになっている「以上」の間の箇条書きの書式を整える．入力した日時，場所，会費，連絡先，※ などの行をすべて範囲選択する．図 4.13 に示すルーラの左インデント (縦に並んだインデントの一番下の四角) を使用して，ルーラを適当な場所までドラッグする．

　次に，「ホーム」タブの段落グループの箇条書きを使い，箇条書きにしたい行を範囲選択する (図 4.15)．左上の囲み部分が箇条書き，数字が付いている表示が段落番号の指定である．

　箇条書きボタンの右隣のマーク▼をクリックして好きな記号を選ぶ (段落番号を選んでも同様)．場所の修正はルーラの四角 (左インデント) を使用して調整する．箇条書きを解除するときは，再度，箇条書きボタンをクリックする．

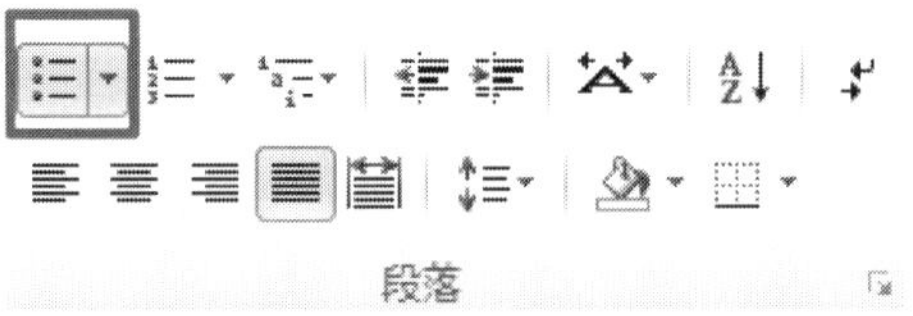

図 4.15　箇条書き

　次に，箇条書きの中の日時，場所，会費，連絡先を均等割付する．均等割付では，一番文字数が長い「連絡先」の3文字の長さに日時，場所，会費の長さを揃える．例えば，日時だったら日時を範囲選択し，「ホーム」タブの「均等割付」をクリックし (図 4.16)，「文字の均等割り付け」ダイアログボックスで文字数を3文字に設定する．

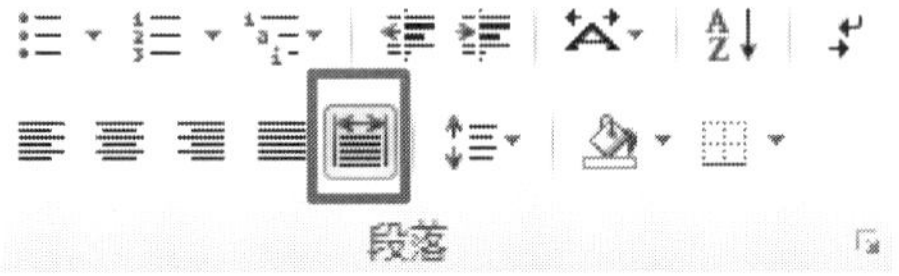

図 4.16　均等割り付け

　最後の「※」が付いた注意書きも「記」の一部なので，箇条書きで書かれた部分とのバランスを考えて，ルーラで適当な位置に移動する．

(2) 研究論文

　薬学生に限らず大学では，研究室に入る前は演習や実習でレポートを書く機会が多くある．しかし，本格的な研究論文を書くことになるのは，研究室に入って卒業研究をしてからになる．

　卒業論文は，大学や分野によって多少異なる部分があるが，だいたい決まった形式がある．また，学会や論文誌に投稿する研究論文についても，それぞれ形式に違いがあるので注意が必要であるが，記述する内容に関しては，ほぼ同じと考えてよい．

■ 研究論文の構成

　研究論文については，ビジネス文書のように形式を揃えるのではなく，どのような内容を記述するかについて説明する．

　① 「研究論文のタイトル」(Title): 研究内容を短く的確に表し，インパクトのある表現を心がける．

　② 「著者名」(共同研究者を含む)(Authors): 一般に先頭の First author が研究論文のおもな著者で，最後の Last author が研究を統括した研究の責任者，あとの共著者は，寄与が大きい順に2番目から順に書く．分野に

4.1 文書作成・編集の基礎知識

よっては発音の昇順の場合もある．

③ 「所属」(共同研究者のものを含む)(Affiliation)：著者の所属を書く．複数の大学や研究所に所属している著者がいる場合は，著者の右肩に数字や記号を付けて，その数字や記号に対応する所属先を書く．

④ 概要 (Abstract)：論文誌によっては，概要しか公開しないものもあるので，研究論文の全体 (目的・方法・結果・結論) を簡潔にまとめる．

⑤ はじめに (Introduction)：研究の必要性や目的，先行研究があればその内容と著者を記し，参考文献に論文名などを書く．また，最後に本研究で何を行い，何を明らかにしたか (実現したか) を書く．

⑥ 方法 (Materials and Methods)：実験の方法，用いた材料・資料・情報などについて説明する．

⑦ 結果 (Results)：実験した結果を示す．先行研究がある場合は，それとの比較も必要である．

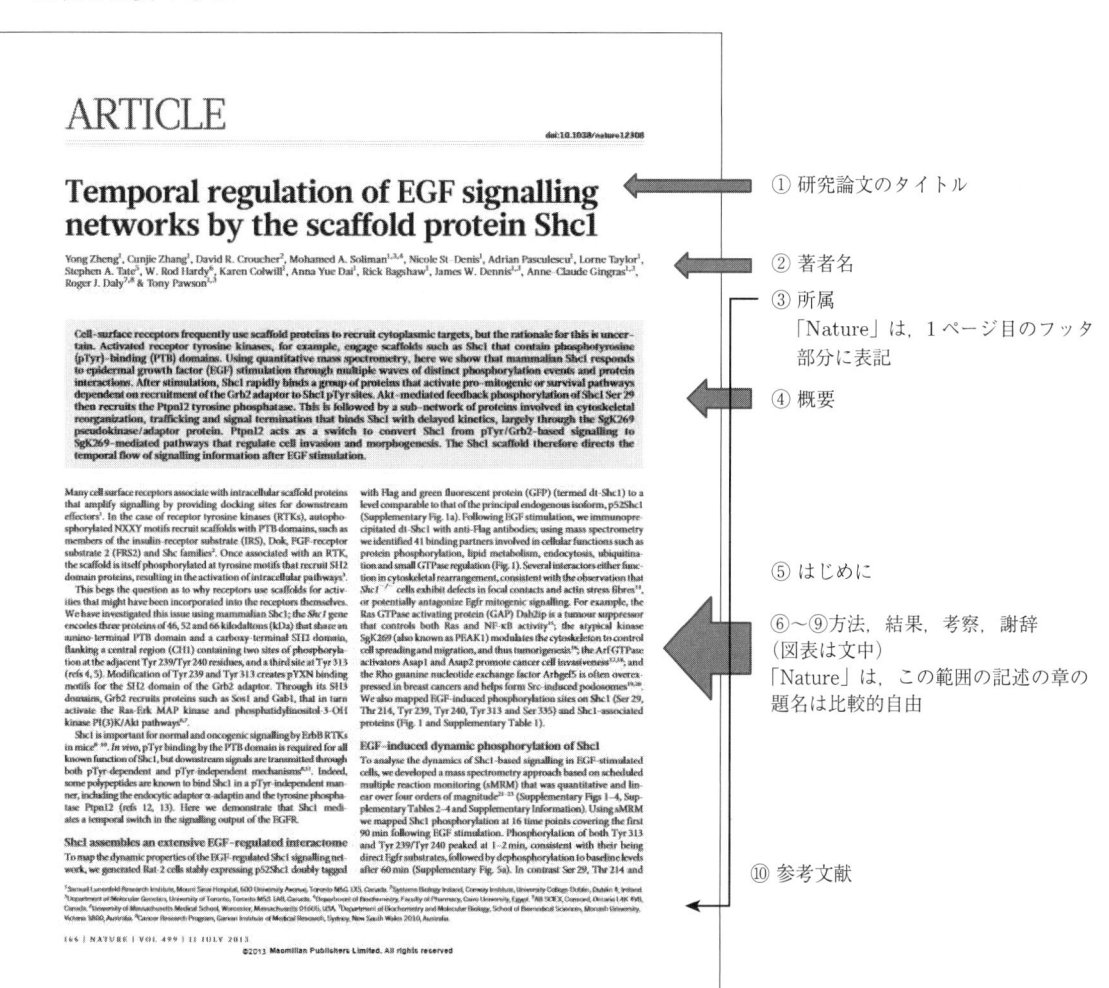

図 4.17 研究論文の例：「Nature」

⑧　考察 (Discussion): 結果に基づき，何が明らかになったかなど，結論を含めて論文のまとめを書く．

⑨　謝辞 (Acknowledgements): 著者に含まれない研究関係者に対して，感謝の意を表す．一般に，卒業論文，修士論文，学位論文は，著者は本人だけなので，研究室の先生方や先輩などに対して，ここで感謝の意を表す．

⑩　参考文献 (References): 論文中で参考にした文献をすべて書く．一般に，文中の上付きの数字と対応するように文献を書く．

⑪　表・図: 論文で参照する表や図を最後にまとめて添付する．表や図の説明 (Caption) も記入する．

論文の形式の例として，科学雑誌の代表的な論文誌の「Nature」の Articles の 1 ページ目を図 4.17 に示す．

論文誌には必ず投稿規定があり，それに則って論文を書かなければならない．「Nature」の投稿規定を図 4.18 に示す．投稿までのプロセスや論文の構成

FOR AUTHORS

MANUSCRIPT FORMATTING GUIDE

This guide describes how to prepare contributions for submission. We recommend you read this in full if you have not previously submitted a contribution to *Nature*. We also recommend that, before submission, you familiarize yourself with *Nature*'s style and content by reading the journal, either in print or online, particularly if you have not submitted to the journal recently.

Table of contents

- 1. Formats for *Nature* contributions
  - 1.1 Articles
  - 1.2 Letters
  - 1.3 Brief Communications Arising and Corrections
  - 1.4 Other types of submission
- 2. The editorial process
- 3. Presubmission enquiries
- 4. Readability
- 5. Format of Articles and Letters
  - 5.1 Titles
  - 5.2 Text
  - 5.3 Methods
  - 5.4 References
  - 5.5 End notes
  - 5.6 Life sciences reporting guidelines
  - 5.7 Tables
  - 5.8 Figure legends
  - 5.9 Figures
  - 5.10 Production quality figures
  - 5.11 Extended Data
  - 5.12 Supplementary information
  - 5.13 Chemical structures and characterization of chemical materials
- 6. Submission
- 7. Publishing in other Nature and NPG journals

図 4.18　研究論文投稿規定: 「Nature」

4.1 文書作成・編集の基礎知識

> **1.1 Articles**
> Articles are original reports whose conclusions represent a substantial advance in understanding of an important problem and have immediate, far-reaching implications. They do not normally exceed **5 pages** of *Nature* and have **no more than 50 references**. (One page of undiluted text is about 1,300 words.)
>
> Articles have a summary, separate from the main text, of up to 150 words, which does **not** have references, and does not contain numbers, abbreviations, acronyms or measurements unless essential. It is aimed at readers outside the discipline. This summary contains a paragraph (2-3 sentences) of basic-level introduction to the field; a brief account of the background and rationale of the work; a statement of the main conclusions (introduced by the phrase 'Here we show' or its equivalent); and finally, 2-3 sentences putting the main findings into general context so it is clear how the results described in the paper have moved the field forwards.
>
> Articles are typically 3,000 words of text, beginning with up to 500 words of referenced text expanding on the background to the work (some overlap with the summary is acceptable), before proceeding to a concise, focused account of the findings, ending with one or two short paragraphs of discussion.
>
> The text may contain a few short subheadings (not more than six in total) of no more than 40 characters each (less than one line of text in length).
>
> Articles typically have 5 or 6 display items (figures or tables).

図 4.19　研究論文投稿規定の詳細:「Nature」の Articles

などが細かく書かれている．

　図 4.17 の例で示した Articles の形式の詳細を図 4.19 に示す．一般に，論文のページ数や文字数には制限があり，「Nature」の場合は参考文献の数にも制限が加えられている．規定通りに書かれていないと，その段階で投稿を断られる場合があるので注意が必要である．このように，投稿論文の投稿規定はしっかり確認して書かなければならない．

■ 研究論文で用いられる Word の機能

● 文字数カウント　　Word のウィンドウの左下にページ数と文字数が表示されているが，「校閲」タブをクリックして「文字カウント」をクリックすると，図 4.20 のような「文字カウント」画面が立ち上がり，それ以外の文字情報を得ることができる．

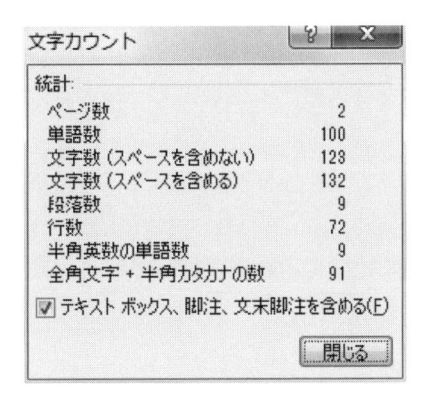

図 4.20　文字カウント画面

マウスで範囲指定した後に同様の操作をすると，指定した範囲での同様の情報が得られるので，研究論文の投稿規定での制限事項を調べるときに便利である．

● **数式入力**　「挿入」タブをクリックして「数式」をクリックすると，図 4.21 のように「数式ツール」が立ち上がり，開いたウィンドウ内に数式を書くウィンドウが表示される．

次式を入力してみよう．
$$T_{1/2} = \frac{\ln 2}{\lambda}$$

$T_{1/2}$ の入力は，図 4.22 に示すように，「数式ツール」の「上付き／下付き文字」をクリックすると，「上付き／下付き文字」のメニューが表示される．ここで，「下付き文字」をクリックすると，$\square_{\square}$ と表示されるので，$T_{1/2}$ と入力する．「=」を入力すると，次は分数の入力である．図 4.23 に示すように，「分数」をクリックすると，「分数」のメニューが表示される．ここで「分数 (縦)」をクリックすると，$T_{1/2} = \frac{\square}{\square}$ と表示される．

分子の入力は，「極限と対数」をクリックする．図 4.24 に示す「関数」のメニューが表示されるので，「自然対数」をクリックすると，$T_{1/2} = \frac{\ln \square}{\square}$ と表示されるので，その後ろに「2」を入力する．分母には「λ」を入力する．キーボードからの入力もできるが，「記号と特殊文字」のカーソル下をクリックすると図 4.25 に示す「その他の文字」を選ぶメニューが表示される．ここで，「ギリシャ文字」クリックするとギリシャ文字が選択可能になるので，そこで「λ」をクリックすると，$T_{1/2} = \frac{\ln 2}{\lambda}$ となり，入力が完了する．

● **表作成**　Microsoft Office には，表計算ソフトの Excel が標準で入っているので，一般的には，表作成は，Excel で行ったものを挿入するが，Word にも簡単な表作成ツールが備わっている．

文書の中に 4 行 3 列の表を作成してみる．

図 4.26 に示すように，「挿入」タブをクリックしてリボンの左にある「表」コマンドをクリックすると，「表の挿入」メニューが表示される．このメニューの四角いマスの 4 行 3 列分の範囲を選択する方法もあるが，ここでは「表の挿入」を選ぶ．

「表の挿入」をクリックすると図 4.27 に示す「表の挿入」のダイアログボックスが表示されるので，列数に 3，行数に 4 を指定し，OK をクリックするか，Enter キーを押すと，図 4.28 に示す表が挿入される．表には文字やデータとなる数値の入力が可能である．

図 4.29 のようにデータを入力してみる．

データを入力した後は，表の見栄えを整える作業になる．表を作成すると表専用のデザインタブ (図 4.30) とレイアウトタブ (図 4.31) が増える．

4.1 文書作成・編集の基礎知識

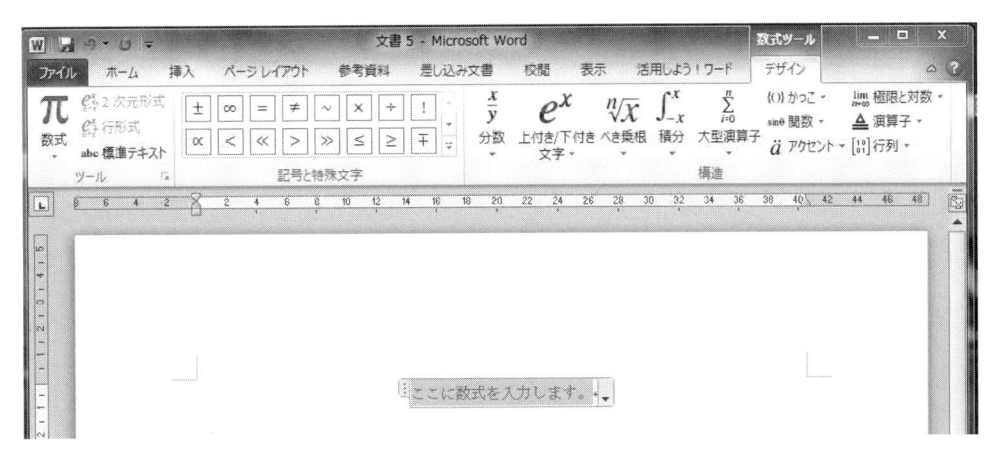

図 4.21　数式入力画面

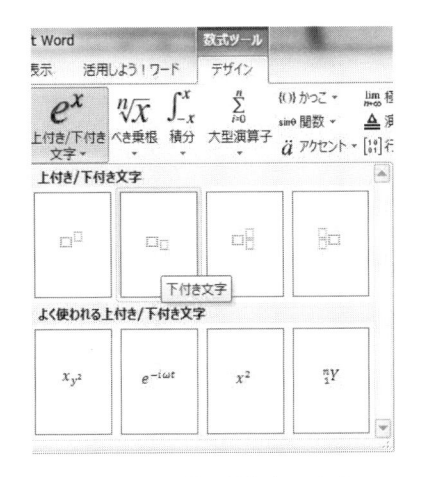

図 4.22　「下付き」の入力

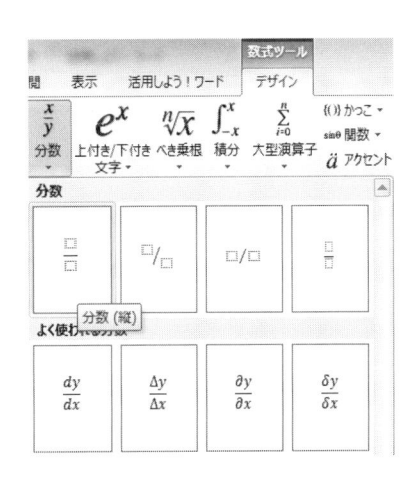

図 4.23　「分数」の入力

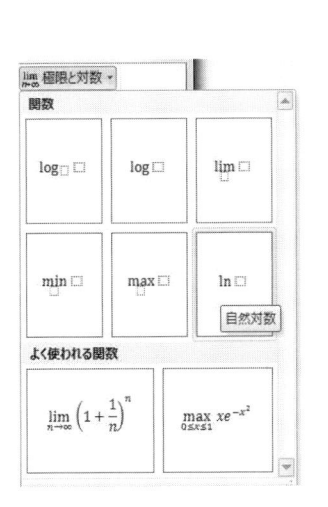

図 4.24　「自然対数」の入力

図 4.25　「ギリシャ文字」の入力

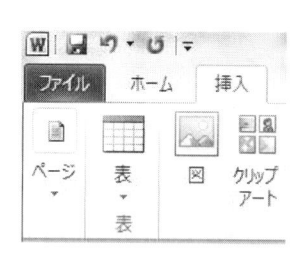

図 4.26　表の挿入

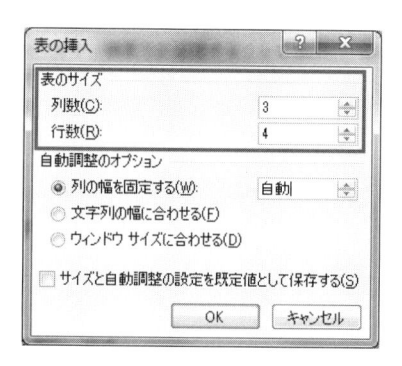

図 4.27　「表の挿入」ダイアログボックス

図 4.28　表の枠

生物種	予測値	実験値
ヒト	2.78	2.98
マウス	2.45	2.65
大腸菌	1.22	1.36

図 4.29　表のデータ入力

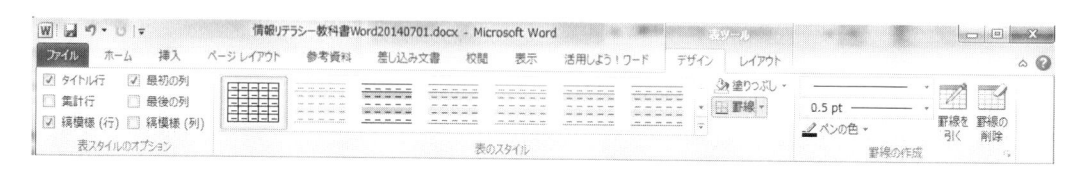

図 4.30　「表専用のデザイン」タブ

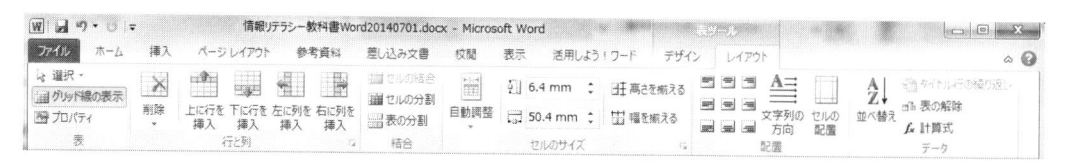

図 4.31　「表専用のレイアウト」タブ

表の列幅の調整や罫線の種類や太さなど，表の内容がわかりやすいようにデザインする．図 4.32 に表の完成例を示す．

生物種	予測値	実験値
ヒト	2.78	2.98
マウス	2.45	2.65
大腸菌	1.22	1.36

図 4.32　表の完成例

● **図・写真の挿入**　Word には図形を挿入して作図する機能が備わっているが，一般的に Word 以外の作図ソフトで図を作製し，それを挿入することが多い．図と同様に写真も挿入できる．ここでは，図や写真の挿入方法について説明する．

図や写真の挿入は，決まった形式の画像ファイルである必要がある．その形式のおもなものとして，**BMP**，**GIF**，**JPEG**，**PNG** がある．

BMP 形式はビットマップ形式といい，Windows で標準に使える形式である．しかし，画質をよくするとファイルサイズが大きくなるため，使用するときは注意が必要である (通常**圧縮**なしで使用される)．

GIF 形式はデータを整理する (1670 万色から 256 色にするなど) ことで，同一色が連続する画像の圧縮に適している．画像圧縮法を使って保存している (**可逆圧縮**)．

JPEG 形式も画像を圧縮して保存するが，**GIF** 形式に比べて画質の解像度が落ちることが少なく，デジタルカメラなどでよく使われている形式である．写真データには向いているが，文字やイラストなどの圧縮率が悪く，そのような画像ファイルの圧縮保存には向いていない (**非可逆圧縮**)．

PNG 形式は，GIF 形式に代わる画像形式として開発された形式で，画像の色の数によって，カラーモードの選択が可能で，圧縮率を変えられる．また，GIF 形式と同様に，圧縮によってデータが捨てられない特徴がある (**可逆圧縮**)．

これらの形式以外でも，図や写真の挿入は可能である．図 4.33 のように「挿

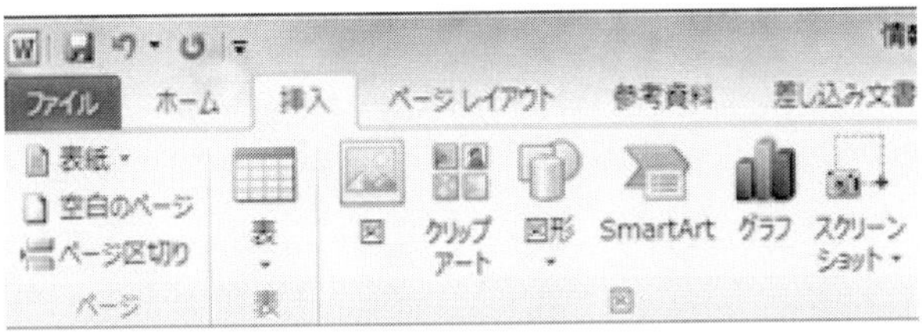

図 4.33　「挿入」タブ

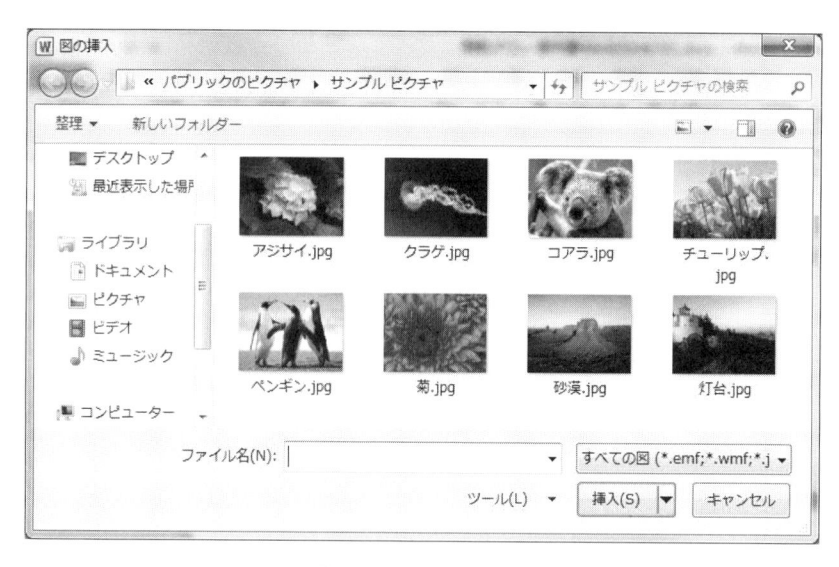

図 4.34 「図の挿入」ダイアログボックス

入」タブで「図」をクリックすると，図 4.34 に示す「図の挿入」ダイアログボックスが表示される．挿入したい図や写真をこのダイアログボックスで探して指定することによって挿入が可能である．

● **ページ番号の挿入** ページの上下左右の余白に「ページ番号」を入れることができる．「挿入」タブの「ページ番号」をクリックすると (図 4.35)，ページ番号を入れる位置の選択メニューが表示されるので，ページ番号を付ける位置を選択する．

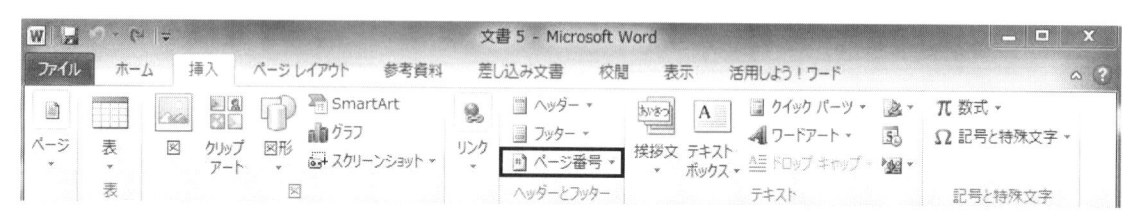

図 4.35 ページ番号の挿入

可逆圧縮と非可逆圧縮

言葉の通り圧縮したものをもとに戻せる圧縮ともとに戻せない圧縮のことである．画像の圧縮法では，GIF 形式と PNG 形式が **可逆圧縮** で JPEG が **非可逆圧縮** である．非可逆圧縮の場合，編集を繰り返すと画質が落ちていくので注意が必要である．画像だけでなく音声や動画にもそれぞれ可逆と非可逆の圧縮形式がある．

4.1 文書作成・編集の基礎知識

■ 構造式の挿入

薬学生にとって構造式を描く技術は必須で，様々な場面で構造式を描かなければならない．例えば，研究論文だけでなく，医療用医薬品の添付文書でも記述する項目がある．ここでは，ChemBioDraw を用いた構造式の書き方を，ブドウ糖を例に説明する．

ChemBioDraw を起動すると，図 4.36 に示す初期画面が表示される．

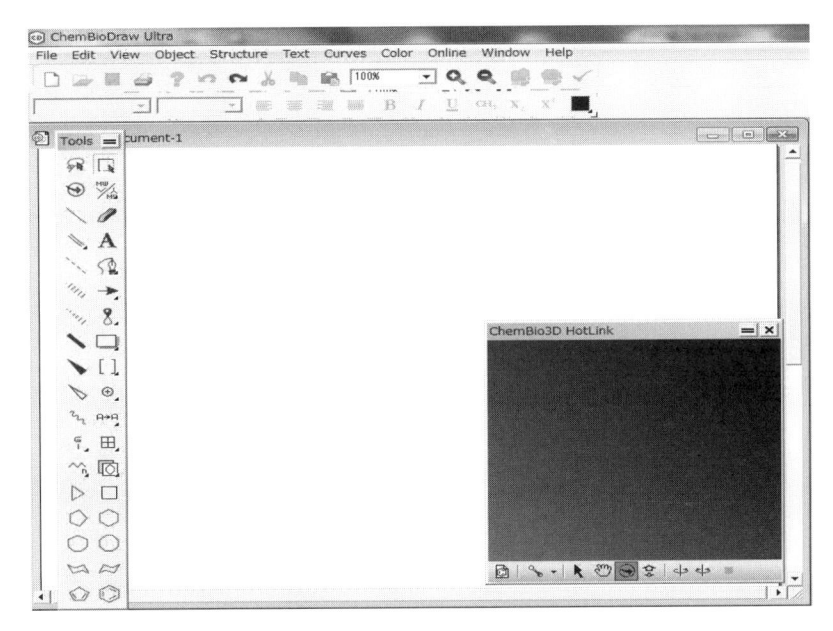

図 **4.36**　ChemBioDraw の初期画面

ブドウ糖の構造式を以下の手順で描く．

① ツールボックスの六員環の絵 ⬡ をクリックする．

② 画面上の描きたい場所にマウスポインターを合わせ，クリックすると六員環が描かれる．それと同時に，ChemBio3D のウィンドウにも立体構造が表示される (図 4.37)．

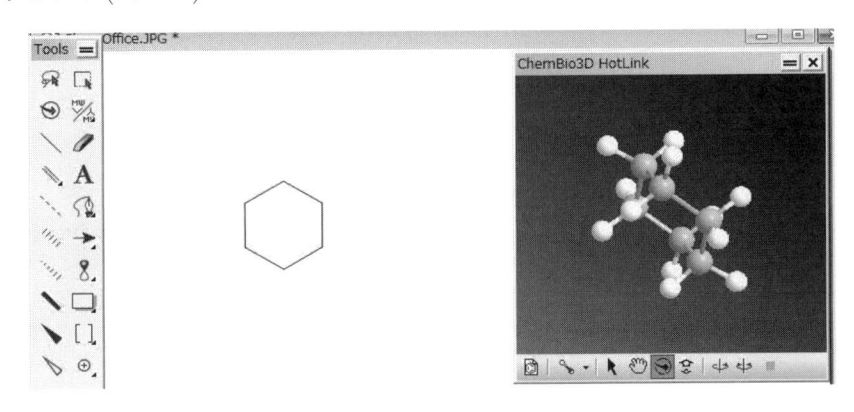

図 **4.37**　六員環の入力

③ ツールボックスの "Wadged Bond" (上方向の結合) ボタンをクリックし Wadged Bond を付けたい点にマウスポインターを合わせると正方形のマークが出るので，そこでクリックする (図 4.38).

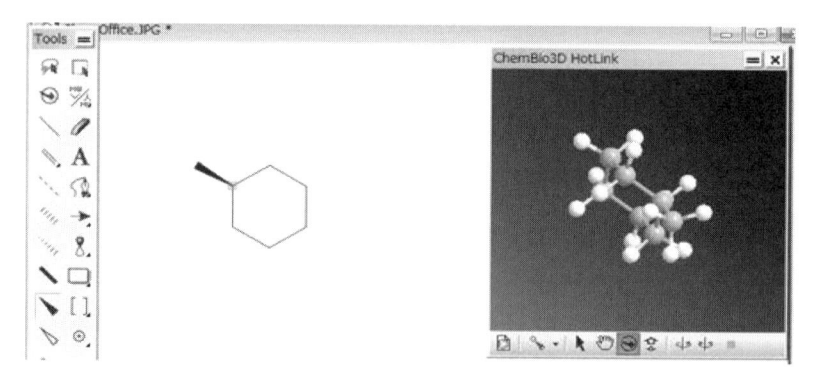

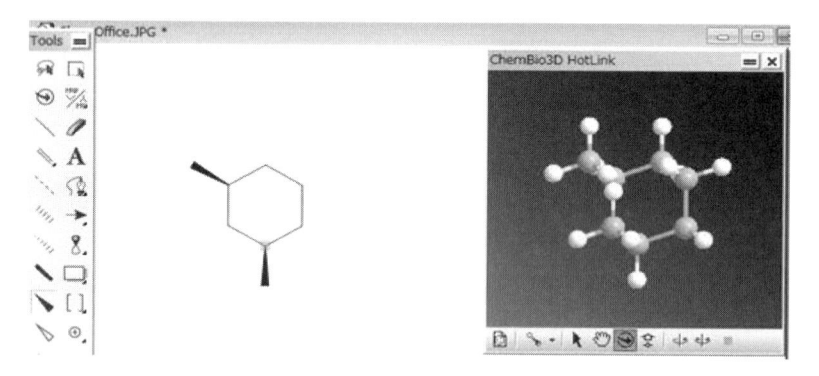

図 **4.38** "Wadged Bond" の入力 1

④ "Wadged Bond" が現れる．続けて "Wadged Bond" を付ける (図 4.39).

図 **4.39** "Wadged Bond" の入力 2

⑤ 同じ手順で "Hashed Wadged Bond" (下方向の結合) ，"Wavy Bond" (方向がわからない結合) ，"Solid Bond" (普通の単結合) を付ける (図 4.40).

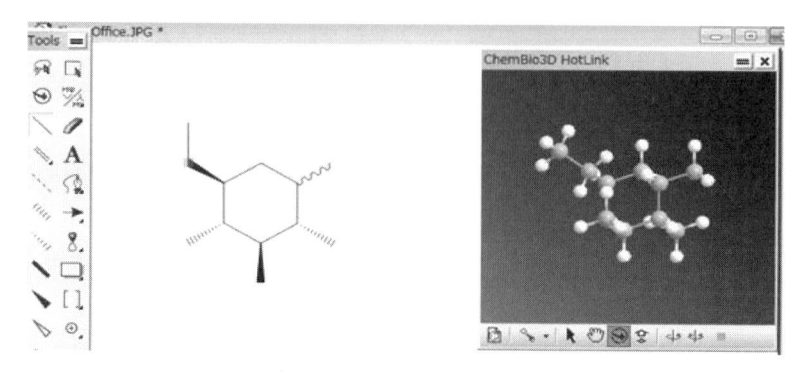

図 **4.40** "Hashed Wadged Bond"，"Wavy Bond"，"Solid Bond" の入力

4.1 文書作成・編集の基礎知識

⑥ 結合原子名を入れるには左側ツールボックスの"テキスト"ボタン**A**をクリックする．原子名を書きたい点にマウスポインターを合わせる．正方形のマークが現れたらクリックする．入力ボックスが出るので，原子名を入力する(図 4.41)．

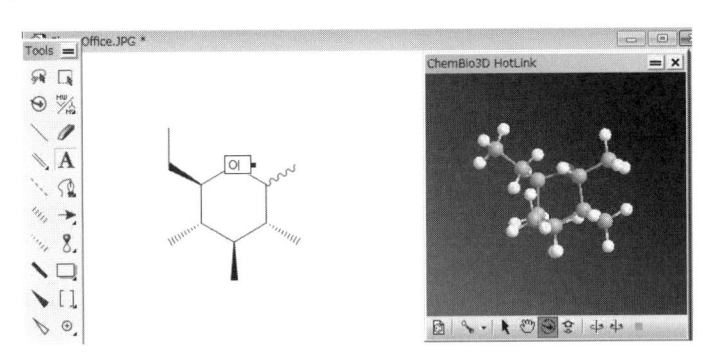

図 **4.41**　原子名の入力

⑦ 原子名をすべて入力する (図 4.42)．

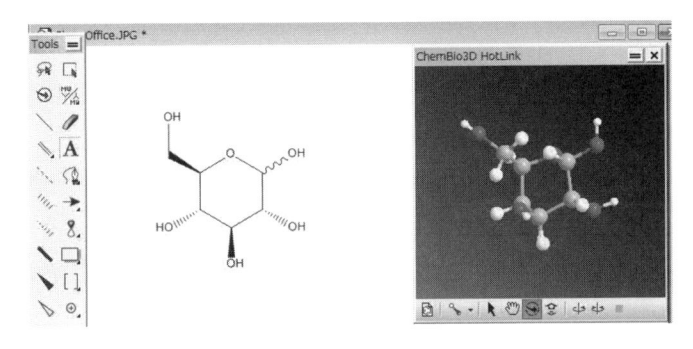

図 **4.42**　完成図

⑧ 「Save As ....」(名前を付けて保存) を指定して，画像ファイルの形式 (GIF，JPEG，PNG など) で保存する (図 4.43)．保存した画像ファイルは，前述の「図・写真の挿入」の方法で，Word の文章に取り込むことができる．

図 **4.43**　完成したブドウ糖の構造式

(3) 医療用医薬品の添付文書

ここでは，医療用医薬品の添付文書に書かれている内容について説明する．「医療用医薬品の添付文書」は，医師・医療機関関係者に対して，医療用医薬品における警告・使用上の注意，品目仕様その他の重要事項を周知させるために作成される文書である．図 4.44 にその書式を示す．

「医療用医薬品の添付文書」は，独立行政法人 医薬品医療機器総合機構の医薬品医療機器情報提供ホームページ[*2] から得ることができる．

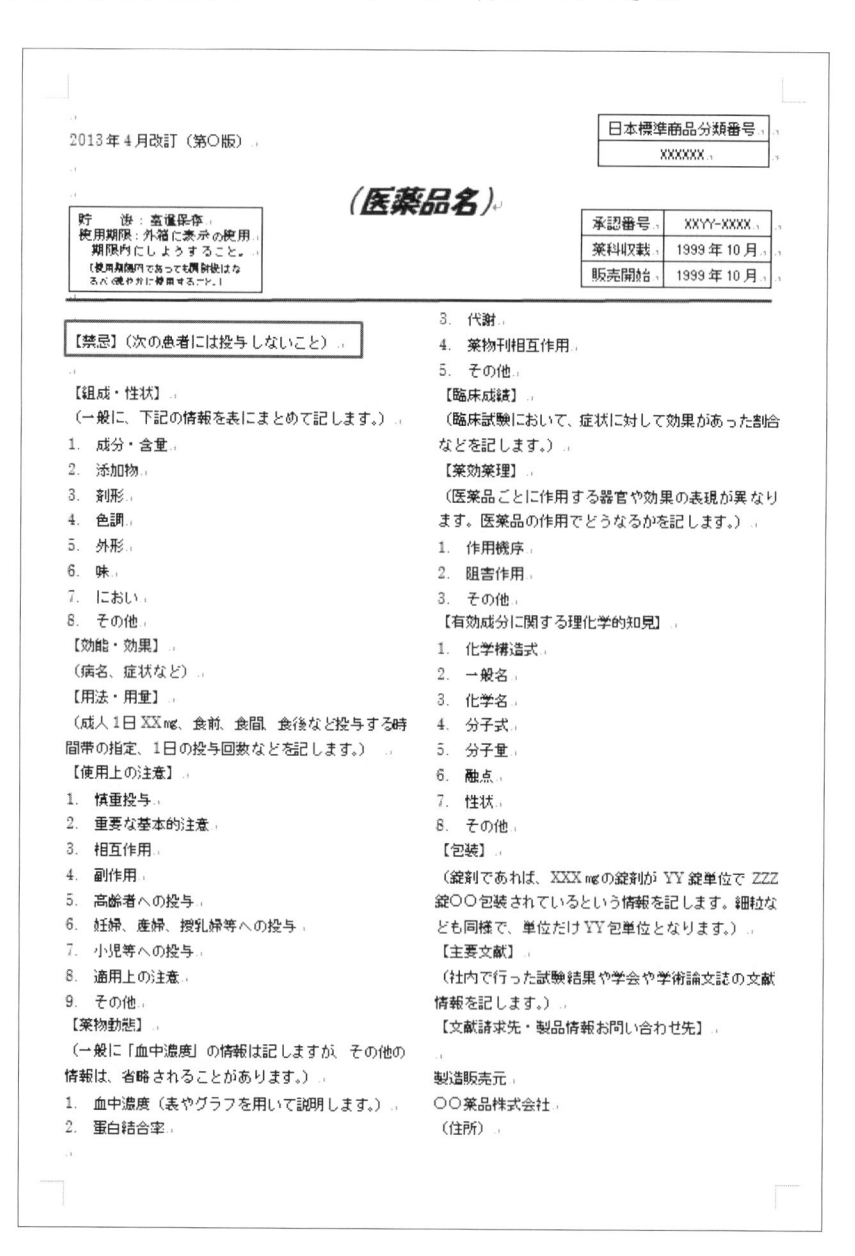

図 4.44　医療用医薬品の添付文書の書式

4.1 文書作成・編集の基礎知識

■ 医療用医薬品の添付文書で用いられる Word の機能

● **テキストボックス**　添付文書の上部 (横線より上) に,「医薬品名」の他に,複数の項目 (表を含む) の情報を記入する．医薬品名の長さなどの情報量や表に書き込む情報量によって,最適なレイアウトを考える必要が生じることがある．その際に便利な機能として**テキストボックス**がある．テキストボックスは Word 文書中の置きたい位置に自由に置くことができ,その中に文字だけでなく,表や図を挿入することもできる．

「挿入」タブを指定し,「テキストボックス」をクリックすると,メニューが表示される．ここでは,「横書きテキストボックスの描画」を指定する．「+」カーソルが表示されるので,そのカーソルをテキストボックスの挿入位置に置き,左クリックを押しながら範囲を広げてテキストボックスを作る．テキストボックスができたら,その中に文字や図・表を書き込む．枠線を消したい場合は,枠線をクリックすると「描画ツール」タブが表示される．「図形の枠線」を指定して (図 4.45),「線なし」をクリックすると枠線が消える．枠線をクリックして,マウスの右ボタンを押すとメニューが立ち上がり,同様の操作を繰り返し行うことができる．

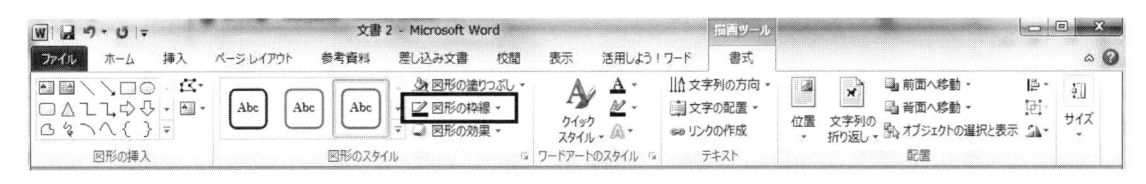

図 4.45　描画ツール

● **段組み**　添付文書の上部 (横線より上) は 1 行 1 段の段組みだが,それより下は 1 行 2 段の段組みになっている．記入事項をすべて書き込んだ後に,2 段組みにしたい部分を指定して,その部分を 2 段の段組みにする．指定した状態で,「ページレイアウト」タブを指定し (図 4.46),「段組み」コマンドをクリックする．メニューに段組みの段の数が表示されるので,「2 段」を指定すると,その部分が 1 行 2 段の段組みになる．

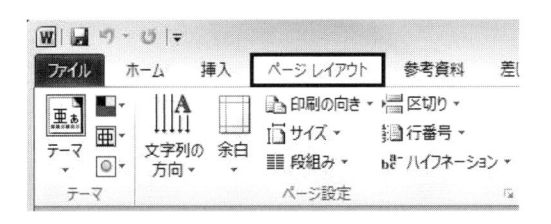

図 4.46　段組み

4.1.4 構造化文書

世界中でコンピュータが使われ，情報の電子化が進むにつれて，膨大な情報がコンピュータ上に蓄えられるようになった．一方，インターネットの普及に伴い，世界中に存在する情報を簡単に利用できるようになったが，同分野で同種類の情報にもかかわらず，情報の記述形式が個々で異なるために，それらの情報を同じ土俵 (プログラム) で処理することが困難になった．

そこで考えられたのが，**構造化文書**の **XML** (Extensible Markup Language) である．もとは，**SGML** (Standard Generalized Markup Language) という構造化文書で，コンピュータやワープロなどの情報機器の間で情報の互換性をとるために考案された言語だったが，インターネット上での処理速度を確保するために，機能を制限して簡便化したことで急速に利用が広がった．WWW (World Wide Web) で利用されている **HTML** (Hyper Text Markup Language) も SGML を参考にして開発されている．

ここでは，薬学や生物学の分野でも利用されている XML について説明する．

■ XML (Extensible Markup Language)

XML は，情報の共有化 (互換性を高める) を目的として，同種の情報をタグ付けして分類し，そのタグの意味に基づいて情報処理ができるようにしたものである．タグの記述方法については，同種の情報を公開している担当者同士が話し合って決める必要があるものの，標準化が進むにつれて，国際的なデータベースのデータの標準化が進み，データベースの構造が異なるため，別々に処理をしなければいけなかった情報も一度に処理できるようになってきた．

XML 化されたデータベースの例として，タンパク質立体構造データベース (PDB: Protein Data Bank) の XML 形式のデータを図 4.47 に示す．

「`<PDBx:atom_site id=''1''> </PDBx:atom_site>`」で挟まれた行が，タンパク質立体構造における，1 番目の原子の情報である．

「`<PDBx:Cartn_x> 39.297</PDBx:Cartn_x>`」「`<PDBx:Cartn_y> 27.026</PDBx:Cartn_y>`」「`<PDBx:Cartn_z> 17.150</PDBx:Cartn_z>`」は 1 番目の原子の xyz 座標，「`<PDBx:auth_atom_id> N</PDBx:auth_atom_id>`」は原子種 (窒素)，「`<PDBx:auth_comp_id> ASN</PDBx:auth_comp_id>`」は残基種 (アスパラギン) を表すタグである．

タグは「`<****> </****>`」で，1 つのペアになっている．

● **Word ファイルの XML 化**　Word で作成した文書を簡単に XML 化できる．文書を保存するときに「名前を付けて保存」を指定して，保存メニューが表示されたら，ファイルの種類として「Word XML ドキュメント (*.xml)」を指定する．ビジネス文書で使った「同窓会のご案内」を XML で保存した例を図 4.48 に示す．

4.1 文書作成・編集の基礎知識

```xml
<?xml version="1.0" encoding="UTF-8"?>
<PDBx:datablock xsi:schemaLocation="http://pdbml.pdb.org/schema/pdbx-v40.xsd pdbx-v40.xsd"
 xmlns:xsi="http://www.w3.org/2001/XMLSchema-instance" xmlns:PDBx="http://pdbml.pdb.org/schema/pdbx-v40.xsd" datablockName="3ALP">
    <PDBx:atom_siteCategory>
        <PDBx:atom_site id="1">
            <PDBx:B_iso_or_equiv>88.76</PDBx:B_iso_or_equiv>
            <PDBx:Cartn_x>39.297</PDBx:Cartn_x>
            <PDBx:Cartn_y>27.026</PDBx:Cartn_y>
            <PDBx:Cartn_z>17.150</PDBx:Cartn_z>
            <PDBx:auth_asym_id>A</PDBx:auth_asym_id>
            <PDBx:auth_atom_id>N</PDBx:auth_atom_id>
            <PDBx:auth_comp_id>ASN</PDBx:auth_comp_id>
            <PDBx:auth_seq_id>36</PDBx:auth_seq_id>
            <PDBx:group_PDB>ATOM</PDBx:group_PDB>
            <PDBx:label_alt_id xsi:nil="true"/>
            <PDBx:label_asym_id>A</PDBx:label_asym_id>
            <PDBx:label_atom_id>N</PDBx:label_atom_id>
            <PDBx:label_comp_id>ASN</PDBx:label_comp_id>
            <PDBx:label_entity_id>1</PDBx:label_entity_id>
            <PDBx:label_seq_id>21</PDBx:label_seq_id>
            <PDBx:occupancy>1.00</PDBx:occupancy>
            <PDBx:pdbx_PDB_model_num>1</PDBx:pdbx_PDB_model_num>
            <PDBx:type_symbol>N</PDBx:type_symbol>
        </PDBx:atom_site>
        <PDBx:atom_site id="2">
            <PDBx:B_iso_or_equiv>94.67</PDBx:B_iso_or_equiv>
            <PDBx:Cartn_x>40.573</PDBx:Cartn_x>
            <PDBx:Cartn_y>26.684</PDBx:Cartn_y>
            <PDBx:Cartn_z>17.794</PDBx:Cartn_z>
            <PDBx:auth_asym_id>A</PDBx:auth_asym_id>
            <PDBx:auth_atom_id>CA</PDBx:auth_atom_id>
            <PDBx:auth_comp_id>ASN</PDBx:auth_comp_id>
            <PDBx:auth_seq_id>36</PDBx:auth_seq_id>
            <PDBx:group_PDB>ATOM</PDBx:group_PDB>
            <PDBx:label_alt_id xsi:nil="true"/>
            <PDBx:label_asym_id>A</PDBx:label_asym_id>
            <PDBx:label_atom_id>CA</PDBx:label_atom_id>
            <PDBx:label_comp_id>ASN</PDBx:label_comp_id>
            <PDBx:label_entity_id>1</PDBx:label_entity_id>
            <PDBx:label_seq_id>21</PDBx:label_seq_id>
            <PDBx:occupancy>1.00</PDBx:occupancy>
            <PDBx:pdbx_PDB_model_num>1</PDBx:pdbx_PDB_model_num>
            <PDBx:type_symbol>C</PDBx:type_symbol>
        </PDBx:atom_site>
        <PDBx:atom_site id="3">
            <PDBx:B_iso_or_equiv>89.20</PDBx:B_iso_or_equiv>
```

図 4.47　PDB の XML ファイル (例)

```xml
<?mso-application progid="Word.Document"?>
<pkg:package>
  <pkg:part pkg:name="/_rels/.rels" pkg:contentType="application/vnd.openxmlformats-package.relationships+xml" pkg:padding="512">
    <pkg:xmlData>
      <Relationships>
        <Relationship Id="rId3" Type="http://schemas.openxmlformats.org/officeDocument/2006/relationships/extended-properties" Target="docProps/app.xml"/>
        <Relationship Id="rId2" Type="http://schemas.openxmlformats.org/package/2006/relationships/metadata/core-properties" Target="docProps/core.xml"/>
        <Relationship Id="rId1" Type="http://schemas.openxmlformats.org/officeDocument/2006/relationships/officeDocument" Target="word/document.xml"/>
        <Relationship Id="rId4" Type="http://schemas.openxmlformats.org/officeDocument/2006/relationships/custom-properties" Target="docProps/custom.xml"/>
      </Relationships>
    </pkg:xmlData>
  </pkg:part>
  <pkg:part pkg:name="/word/_rels/document.xml.rels" pkg:contentType="application/vnd.openxmlformats-package.relationships+xml" pkg:padding="256">
    <pkg:xmlData>
      <Relationships>
        <Relationship Id="rId8" Type="http://schemas.openxmlformats.org/officeDocument/2006/relationships/fontTable" Target="fontTable.xml"/>
        <Relationship Id="rId3" Type="http://schemas.microsoft.com/office/2007/relationships/stylesWithEffects" Target="stylesWithEffects.xml"/>
        <Relationship Id="rId7" Type="http://schemas.openxmlformats.org/officeDocument/2006/relationships/endnotes" Target="endnotes.xml"/>
        <Relationship Id="rId2" Type="http://schemas.openxmlformats.org/officeDocument/2006/relationships/styles" Target="styles.xml"/>
        <Relationship Id="rId1" Type="http://schemas.openxmlformats.org/officeDocument/2006/relationships/numbering" Target="numbering.xml"/>
        <Relationship Id="rId6" Type="http://schemas.openxmlformats.org/officeDocument/2006/relationships/footnotes" Target="footnotes.xml"/>
        <Relationship Id="rId5" Type="http://schemas.openxmlformats.org/officeDocument/2006/relationships/webSettings" Target="webSettings.xml"/>
        <Relationship Id="rId4" Type="http://schemas.openxmlformats.org/officeDocument/2006/relationships/settings" Target="settings.xml"/>
        <Relationship Id="rId9" Type="http://schemas.openxmlformats.org/officeDocument/2006/relationships/theme" Target="theme/theme1.xml"/>
      </Relationships>
    </pkg:xmlData>
  </pkg:part>
  <pkg:part pkg:name="/word/document.xml" pkg:contentType="application/vnd.openxmlformats-officedocument.wordprocessingml.document.main+xml">
    <pkg:xmlData>
      <w:document mc:Ignorable="w14 wp14">
        <w:body>
          <w:p w:rsidR="00E71E88" w:rsidRPr="00497DF6" w:rsidRDefault="000472BE" w:rsidP="002D2683">
            <w:pPr>
              <w:jc w:val="right"/>
              <w:rPr>
                <w:rFonts w:asciiTheme="minorEastAsia" w:eastAsiaTheme="minorEastAsia" w:hAnsiTheme="minorEastAsia"/>
                <w:sz w:val="22"/>
              </w:rPr>
            </w:pPr>
            <w:bookmarkStart w:id="0" w:name="_GoBack"/>
            <w:bookmarkEnd w:id="0"/>
            <w:r w:rsidRPr="00497DF6">
              <w:rPr>
                <w:rFonts w:asciiTheme="minorEastAsia" w:eastAsiaTheme="minorEastAsia" w:hAnsiTheme="minorEastAsia" w:hint="eastAsia"/>
                <w:sz w:val="22"/>
              </w:rPr>
              <w:t>平成</w:t>
            </w:r>
            <w:r w:rsidR="009178BF" w:rsidRPr="00497DF6">
              <w:rPr>
                <w:rFonts w:asciiTheme="minorEastAsia" w:eastAsiaTheme="minorEastAsia" w:hAnsiTheme="minorEastAsia" w:hint="eastAsia"/>
                <w:sz w:val="22"/>
              </w:rPr>
              <w:t>**</w:t>
```

図 4.48 「同窓会のご案内」の XML ファイル

4.2 プレゼンテーション

　文章表現に音声による説明を加えた情報表現として**プレゼンテーション**がある．私たちは，企画，報告，発表，宣伝など自分自身のアイデアや得た情報を加工して，様々な場面で情報発信を行っている．その場面が，会議であり，学会や講演会であり，説明会である．そのような場面での情報発信は，限られた時間内に，聞き手に情報の内容を理解してもらうことが必要となる．すなわち，話す内容はもちろんのこと，視覚的な効果も利用して，聞き手に応じてわかりやすい発表をすることが重要である．プレゼンテーションの際に，この視覚的効果をサポートしてくれるソフトウェアとして，プレゼンテーションソフトがある．ここでは，その代表的なソフトウェアとして，PowerPoint をもとに，プレゼンテーションについて学ぶ．

4.2.1 プレゼンテーション資料の作成

　プレゼンテーション資料も文章表現と同様に，その目的によって形式が異なる．PowerPoint にも Word 同様に，目的に応じたテンプレート (雛形) が用意されているので参考になる (図 4.49)．ここでは，研究発表のプレゼンテーション資料の作成を例にして，その作成法について学ぶ．

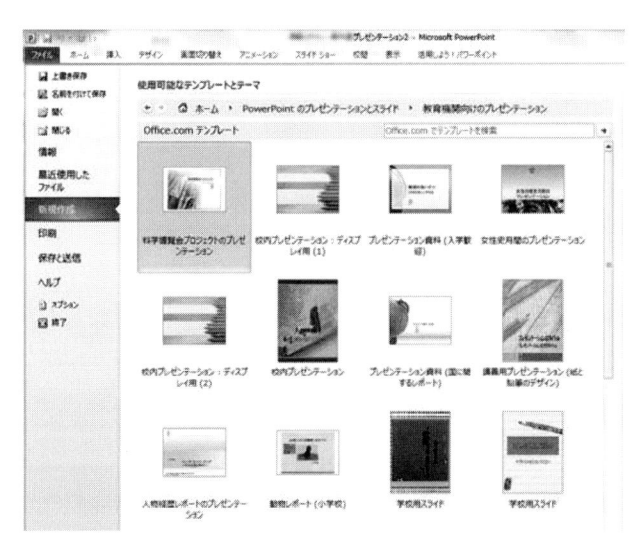

図 4.49　PowerPoint のテンプレートの例

(1) スライドの作成

PowerPoint の各ページのことを**スライド**という．そのスライドはプレゼンテーションをする際に聞き手に見せることにより，直感的に話の内容を意識させ，それを説明することによりその理解を深めさせる資料でなければならない．そのために，常に意識していなければならないことは以下の点である．

① **文章は書かない**

キャッチコピー (一目で意識できる，興味をもたせる言葉) を考える．話す内容を箇条書きにする．

② **スライド全体の行数は 10 行以下**

1 つのスライドに収まらなかったら，複数に分けるか，アニメーションにする．

③ **視覚的効果を使う**

重要度によって，字の大きさや色を変えて目立たせる．文字の位置 (全体の視覚的な構成) も考慮する．図や画像，動画を使ってもよい．

このように，プレゼンテーションは，文章表現とは違い，視覚だけですべてを伝えるのではなく，視覚と聴覚の両方から情報を伝える情報発信の方法であるということを意識しなければならない．つまり，プレゼンテーション資料は，聞き手に伝えたい内容を整理し，話の流れに沿って作成し，視覚的効果を生かして，聞き手にインパクトを与える工夫も必要である．

■ 研究発表

文章表現の研究論文では，「研究論文のタイトル」(Title)，「著者名」(共同研究者を含む)(Authors)，「所属」(共同研究者のものを含む)(Affiliation)，概要 (Abstract)，はじめに (Introduction)，方法 (Materials and Methods)，結果 (Results)，考察 (Discussion)，謝辞 (Acknowledgements)，参考文献 (References) を順に記述するが，研究発表の場合は，それだけの内容を発表するとなると相当の時間が必要になる．発表時間が十分あれば，強調したい部分を選び，その部分の資料の量や話す時間を増やすなどメリハリをつけて，論文の内容をすべて話す場合もある．しかし，一般には時間に制限があるので，強調したい部分を決めたら，制限時間を考慮しつつ，その内容を説明するための資料を前後に加えることが一般的である．

ただし，研究論文のように，研究発表のプレゼンテーション資料の形式もあるので，その形式から外れないようにする必要がある．一般に，研究発表は以下のような流れでプレゼンテーション資料を作成する．

① **タイトルページ：必須**

文字は大きくし，発表内容がわかる短いタイトルにする．発表者名，所属などを記述する (共著者がいる場合は併記する)．

② 目次：発表時間が短い場合は省略する
　箇条書きで，話の流れを示す．
③ 導入 (はじめに)：発表時間が短い場合はタイトルページで話す
　箇条書きで目的を記述する．必要に応じて，キーワードを示す．
④ 展開：発表時間が短い場合はこの部分で調整する
　「方法」，「結果」，「考察」などを箇条書きで記述し，表，図，写真，動画など視覚的な効果を用いる．
⑤ 結論 (まとめ)：発表時間が短い場合は展開のスライドで話す
　箇条書きで記述する．

　強調する部分を決める際に考慮しなければいけない点は，聞き手が誰かということである．聞き手によって，同じ研究発表でも期待する内容が異なるからである．

　例えば，新薬に関する研究発表をする場合，聞き手が化学合成の研究者や学生だとすると，新薬の合成方法について聞きたいと想像することができる．一方，聞き手が新薬を開発している研究者だとしたら，新薬の作用機序 (薬が生体内のどの物質と相互作用して薬効が得られるか) やその相互作用の強さなどに関心があるだろう．また，薬剤師や医者など新薬を使う側だとすると，新薬の臨床結果や他の薬に比べてどこが優れているかを聞きたいと考えられる．

　このように，聞き手の興味を予測して，どこを強調するべきかを考えることはプレゼンテーションをするうえで非常に重要である．

(2) アニメーション

　PowerPoint には，スライドに書いた文字や図などを動かす機能 (アニメーション) がある．この機能は，聞き手に説明の流れを示して理解を助けたり，その部分を印象づけたりする効果がある．
　具体的には，以下のように利用する．
- 箇条書きを説明順に表示する．
- 実験手順を示した図を手順の順に表示する．
- 強調したい部分の色を変えたり，動かしたりする．

　しかし，1 回のアニメーションの時間はわずかであるが，それを多用すると，アニメーションの時間が全体の発表時間に影響を与えてしまう．1 文字ずつ表示するようなことは控えるべきである．また，派手なアニメーションは，聞き手によっては印象を悪くする場合があるので注意が必要である．
　アニメーションの機能を図 4.50 に示す．「開始」は非表示から表示，「強調」は表示物を強調する動き，「終了」は表示から非表示，「アニメーションの軌跡」は表示物の指定した軌跡での動きを指定する．

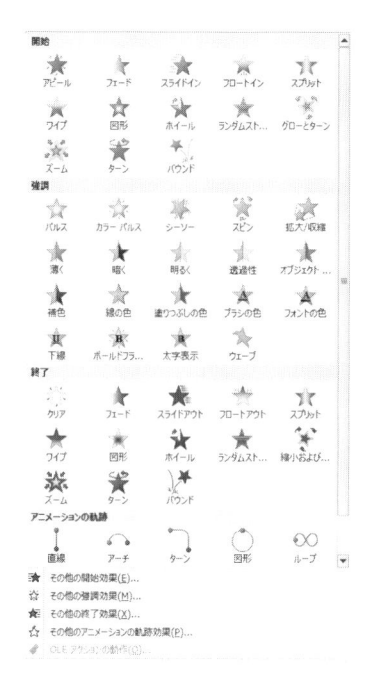

図 4.50　アニメーション機能

(3) スライドショー

通常のプレゼンテーションでは，発表内容に合わせてスライドをページ送りするので，「スライドショーの設定」で「発表者として使用する」を指定する．PowerPoint には，自動的にページ送りをする機能が備わっている．この機能は，店頭やイベント会場などでの広告や商品の説明などに用いられる．

4.2.2　プレゼンテーション実施前の準備

プレゼンテーションを実施する際に，事前に準備することがいくつかある．その中で特に重要なことをここで説明する．これ以外にも，「発表時間の確認 (予鈴の時間，質疑応答時間を含む)」，「会場の広さやマイクの有無の確認」などがある．

■ プレゼンテーション資料の表示確認

実際に作成したプレゼンテーション資料が意図したようにスクリーンやディスプレイに表示されるか確認する (画面の解像度の関係で，プレゼンテーション資料が表示画面からはみ出すことがある)．

はみ出ている場合は，「コントロールパネル」から「画面の解像度の調整」を選び，調整する．スクリーンやディスプレイの表示に変化がない場合は，表示機器側に問題があると考えられるので，会場の担当者に問い合わせる．

4.3 データ処理

■ プレゼンテーション資料の配布

学会などの研究発表では，事前に予稿集が作成されているので，配布資料を準備する必要はないが，研究会やセミナーなど小規模な発表会では，配布資料を準備して，当日配ることが一般的である．

プレゼンテーション資料の1スライドを1枚に印刷すると膨大な紙が必要になるので，いくつかのスライドをまとめて1枚に印刷して配布する．1スライドから9スライドまで選べるが，一般的には4スライドか6スライドが使われている．9スライドになると，スライドの文字や図が認識できなくなる場合があるので注意が必要である (図 4.51)．

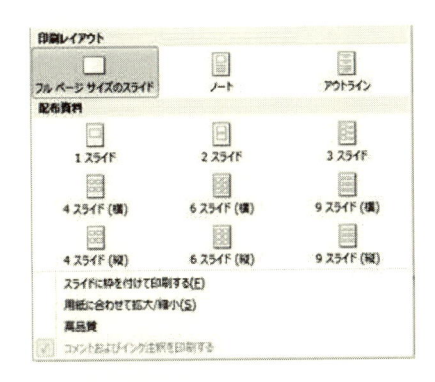

図 4.51　配布資料の印刷

4.2.3 プレゼンテーションの実施

実際のプレゼンテーションでは，声が後ろまで届いているかが重要である．事前に確認しても，話しているうちに声の大きさが変わることがあるので，聞き手の反応を見ながら話すように心がける．

プレゼンテーションに慣れてきたら，聞き手の反応によっては，途中で質問を受けたり，聞き手の興味を促すような話題を盛り込んだり，聞き手を飽きさせないようにする．特に，長時間のプレゼンテーションの場合，聞き手の集中力が途切れるので，リラックス効果があるスライドを用意して，聞き手の注意をプレゼンテーションに戻してから，話を続ける手法がよく用いられる．

4.3　データ処理

データには，実験や資料調査で得られるもの，アンケート調査で得られるもの，臨床試験で得られるものなど様々であり，処理の仕方はデータの種類や目的によって異なる．**表計算ソフト**は表にできるようなデータを保存したり加工したりして，様々なグラフにして情報表現するソフトウェアである．ここでは，データの収集，加工，情報表現の基本的な方法について学ぶ．

4.3.1 データを集める

(1) 実験から得られるデータ

科学の実験では測定がつきものである．測定は自然現象からの情報をデータに写し取る作業である．通常，物理量を測る場合，何らかのスケールを用いて目的の値を測定するが，その値を繰り返し測定すると必ずしも同じではなくバラついていることがわかる．そのうちのどれが真値かを特定することができない．しかし，私たちは誤差論によって測定値の誤差は正規分布することを知っている[*3]．このような現象の結果として測定された複数の値から求められた平均値を真値の推定値とする．また，標準偏差の推測値からその信頼区間を知ることができる．

例えば，ブドウ糖の旋光性を調べる実験を考えてみよう．ブドウ糖は光学活性物質の1つであり，ブドウ糖溶液層を光が通過すると光の偏光面が回転する．いま，旋光角が濃度によってどのように変化するか調べたい．そのための装置としてローラントの旋光計を用いる (図 4.52)．

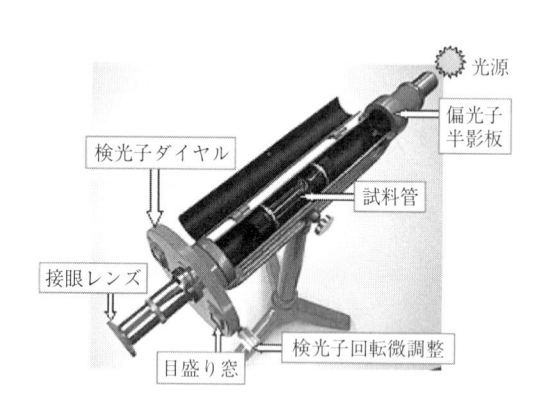

図 4.52 測定装置の情報

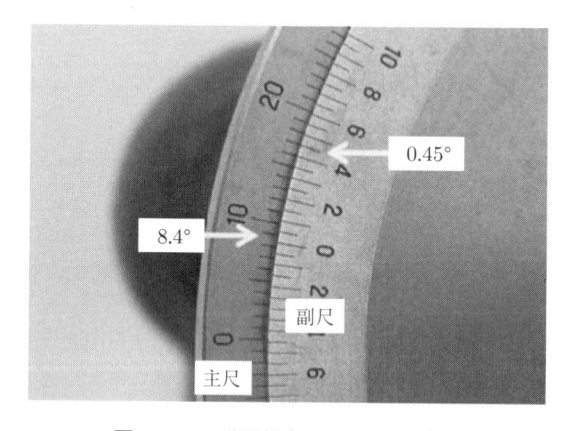

図 4.53 副尺付きスケールの読み

この実験の情報は，実験目的，使用した装置 (原理，構造，精度)，試料，実験条件，測定値などである．この実験の測定値は角度であるが，スケールによって読み取る．図 4.53 は副尺の 0 が示す主尺の位置が偏光面の回転角である．主尺は 1°刻みのメモリがあり，副尺のメモリ 0 は主尺の 8°と 9°の間にある．これを目分量で読むと，最小メモリの 1/10 まで読むので 8.4°になる．この場合，0.1°が量子化レベルの刻み幅となる．図 4.53 では 1/20 の副尺がついているので，小数点以下は目分量ではなく副尺の使い方に従って読む．この場合，副尺のメモリの 4.5 のメモリが主尺のメモリに一致しているので，小数点以下は 0.45 となり，旋光角の測定値は 8.45°と記録する．したがって，この場合の量子化レベルの刻み幅は 0.05°である．

図 4.54 は，ブドウ糖の濃度が $0.00, 0.04, \cdots, 0.20$ [g/cc] の場合について，そ

4.3 データ処理

	A	B	C	D	E	F
1	濃度(g/cc)	旋光角(測定値)				
2	x_i	1回目(y_{i1})	2回目(y_{i2})	3回目(y_{i3})	4回目(y_{i4})	5回目(y_{i5})
3	0.00	0.25	0.85	1.25	1.55	0.65
4	0.04	2.90	3.00	3.55	2.60	2.05
5	0.08	5.55	4.25	4.70	5.15	4.50
6	0.12	7.10	6.65	7.40	7.75	6.45
7	0.16	9.65	8.90	8.35	9.30	8.70
8	0.20	11.25	11.80	12.25	10.00	10.50

図 4.54 測定値の情報

れぞれ 5 回ずつ旋光角を測ったものである．その中に 3.00 や 10.00 は 3 や 10 としても計算上では問題ないが，実験データとしては正しくない．小数点以下 2 桁は有効数字なので，"3.00" は小数点以下 2 桁まで確認したという情報であり，大事な意味をもつので，決して省略してはならない．この実験の測定では 1/20 の副尺を用いて測定しているので，小数点 2 桁目は 0 または 5 になっている．

(2) 調査から得られる数値データ

調査には健康診断における身長，体重，血液検査値，学力調査などがある．表 4.2 は任意の女性 100 人の身長と体重を測ったものである．

このような数値データから得られる情報は，測定項目ごとの最大値，最小値，平均値，中央値，分散などがあり，母集団の特徴を表している．分散は複数の数値から機械的に計算することができるが，意味のある分散で議論できるのは，その統計量が正規分布することが前提である．

表 4.2 の身長について階級幅 2 cm の度数分布表をつくり，グラフにすると図 4.55 のようになり，誤差論で予測される通り，正規分布になっているように見える．

データ区間		階級値x_i	頻度f_i	予測値e_i	$\Delta_i = f_i - e_i$	Δ_i^2 / e_i
140	142	141	0	0.1	-0.07012	0.070115
142	144	143	1	0.2	0.776418	2.696218
144	146	145	0	0.6	-0.61916	0.619161
146	148	147	0	1.5	-1.48907	1.48907
148	150	149	2	3.1	-1.11008	0.39622
150	152	151	7	5.6	1.358796	0.327293
152	154	153	10	8.9	1.113787	0.139601
154	156	155	16	12.2	3.84357	1.215244
156	158	157	13	14.4	-1.44241	0.144059
158	160	159	13	14.9	-1.90109	0.242542
160	162	161	12	13.4	-1.35182	0.136674
162	164	163	11	10.4	0.61019	0.035836
164	166	165	5	7.0	-2.02132	0.581906
166	168	167	7	4.1	2.879263	2.011814
168	170	169	2	2.1	-0.10027	0.004787
170	172	171	1	0.9	0.070349	0.005324
次の級			0		$\chi^2=$	10.11606

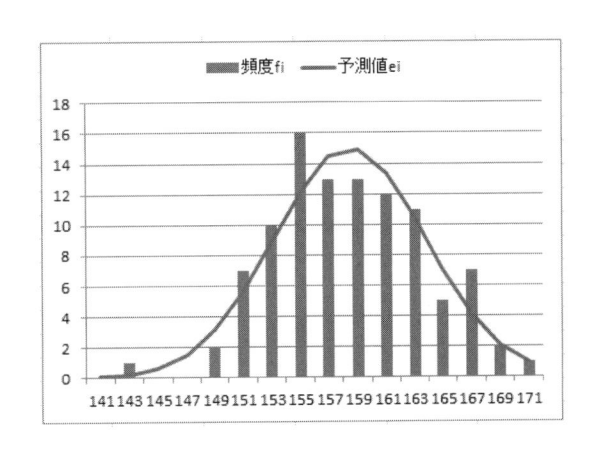

図 4.55 度数分布表と棒グラフ

表 4.2　女性 100 人の身長と体重

No.	身長	体重	No.	身長	体重	No.	身長	体重	No.	身長	体重
1	156.7	52.3	26	152.8	63.8	51	156.3	53.7	76	148.9	31.8
2	156.4	54.8	27	159.9	51.2	52	152.7	42.1	77	154.3	42.7
3	161.9	54.2	28	150.4	55.7	53	158.4	41.5	78	154.3	59.9
4	162.4	52.8	29	163.0	59.9	54	161.6	53.7	79	160.6	60.8
5	154.6	60.9	30	154.8	52.6	55	159.2	47.3	80	156.5	56.2
6	160.3	47.8	31	155.6	49.8	56	160.8	53.5	81	152.2	46.7
7	159.9	51.0	32	150.3	53.0	57	165.8	65.7	82	155.4	53.7
8	162.1	59.0	33	159.3	60.7	58	166.2	55.6	83	155.1	45.3
9	161.3	54.0	34	163.5	53.3	59	155.3	47.5	84	157.8	46.3
10	153.9	46.1	35	159.4	50.4	60	166.4	60.2	85	143.5	33.8
11	166.5	51.2	36	158.7	57.8	61	150.5	43.0	86	155.7	56.7
12	159.7	51.1	37	156.0	58.8	62	161.6	42.7	87	159.2	46.9
13	154.2	56.1	38	154.5	49.8	63	159.0	64.7	88	155.5	62.3
14	163.7	57.8	39	154.1	53.7	64	148.5	49.8	89	153.2	41.4
15	150.7	43.3	40	160.7	64.7	65	165.9	56.2	90	156.5	42.3
16	163.1	68.4	41	155.1	42.6	66	156.0	49.0	91	164.1	62.3
17	166.7	61.6	42	155.5	50.8	67	169.7	63.2	92	158.3	69.2
18	153.9	46.7	43	153.2	40.0	68	159.9	52.3	93	161.2	53.9
19	153.3	43.4	44	156.9	54.8	69	162.0	59.6	94	170.2	60.7
20	163.6	63.0	45	151.3	53.5	70	157.6	54.9	95	150.1	47.2
21	164.3	52.8	46	169.7	59.0	71	153.7	49.9	96	161.0	62.3
22	162.2	53.2	47	163.0	61.8	72	157.1	49.6	97	152.2	54.3
23	166.7	57.6	48	157.2	51.7	73	165.9	55.9	98	163.5	59.3
24	150.4	42.7	49	162.6	65.9	74	167.5	68.8	99	166.3	68.9
25	157.0	53.6	50	162.0	61.9	75	157.2	47.5	100	156.6	56.9

χ^2 検定: 統計の教科書を参考にすること.

実際に正規分布に適合しているか χ^2 検定してみる. 階級値 x_i における予測値 e_i は，平均値 $\bar{h}$, 標準偏差 σ, 階級幅 Δx, データ数 N とすれば

$$e_i = N \frac{1}{\sqrt{2\pi}\sigma} \exp\left\{-\frac{(x_i - \bar{h})^2}{2\sigma^2}\right\} \Delta x$$

で与えられる. この場合の χ^2 は，頻度 f_i と予測値 e_i から

$$\chi^2 = \sum_i \frac{(f_i - e_i)^2}{e_i}$$

で計算される. ここでは $\chi^2 = 10.112$ と計算されて，有意水準 5% で母集団が**正規分布**といえる.

また，表 4.2 のように，個人の身長と体重がペアになったデータでは，その項目間に相関があるかどうかも知りたい情報である．通常，密度の等しい相似形の立体であれば，体重は身長の 3 乗に比例するはずであり，$w_i = a h_i{}^3$ が成り立つ．これは理論的関係であり，係数 a は密度という物理的意味をもっている．しかし，人の場合，太った人もいるし痩せた人もいる．また，体脂肪や内臓脂肪の違い，筋肉質の違いなど様々な要素で変化しているので，物理的な解析はできない．そこで統計的な性質を調べる．身長 (x) と体重 (y) はどちらも正規分布すると考えられているので，互いに無関係ならば，2 変数の正規分布に従うと思われる．すなわち，分布関数

$$f(x,y) = \frac{1}{2\pi\sigma_x\sigma_y}\exp\left[-\frac{1}{2}\left\{\frac{(x-m_x)^2}{\sigma_x{}^2} + \frac{(y-m_y)^2}{\sigma_y{}^2}\right\}\right]$$

に従って分布する．ここで，m_x, m_y は平均値，σ_x, σ_y は標準偏差である．しかし，体脂肪や内臓脂肪の違い，筋肉質の違い，食生活の違いや運動の違いなど様々な要素が複雑に絡んでいるため，身長と体重が直線的相関からずれる．そこで，2 変数がどちらも正規分布であると仮定して，その 2 変数の間の相関係数 r を

$$r = \frac{\sum_{i=1}^{n}(x_i - m_x)(y_i - m_y)}{\sqrt{\sum_{i=1}^{n}(x_i - m_x)^2 \sum_{i=1}^{n}(y_i - m_y)^2}}$$

のように計算して推定する[*4]．

(3) 臨床試験から得られるデータ

医薬品が開発され，市販が承認されるまでには，第 1 相から第 3 相までの臨床試験を経なければならない．そこから得られるデータは，心拍数，呼吸数，聴覚，視覚などの生体反応値，血液，尿，便などの検査値の他医師による診断値など様々である．ホルモン値など生体反応に依存するデータは正規分布することがほとんどないと思われるし，医師の診断値などは著効，有効，やや有効，変わらず，無効などのランクで示されるデータなので，**ノンパラメトリック**な取扱いが求められる．

表 4.3 は，30 人の医師が 2 種類の薬剤 A と薬剤 B の効果を 5 段階評価したものである[*5]．

このデータから薬剤 A と薬剤 B の効果に差があるかを検定したい場合，データは正規分布しないことに注意しなければならない．また，対応するデータの差の絶対値の大小にはあまり意味がないと思われるので，引き算の方向を決めて符号の数だけに注目すると，両剤に差がない場合には **2 項分布**に従うことが知られているので，データから得られた符号の数の分布の仕方が稀な結果かど

表 4.3 2種類の薬剤の5段階評価

医師	A剤	B剤	符号	医師	A剤	B剤	符号
1	4	2	−	16	5	3	−
2	4	3	−	17	2	4	+
3	5	3	−	18	3	4	+
4	5	3	−	19	1	3	+
5	3	3	★	20	5	1	−
6	2	3	+	21	2	1	−
7	5	3	−	22	3	1	−
8	3	3	★	23	4	2	−
9	1	2	+	24	5	3	−
10	5	3	−	25	4	3	−
11	5	2	−	26	3	3	★
12	5	2	−	27	4	2	−
13	4	5	+	28	3	1	−
14	5	2	−	29	4	3	−
15	5	5	★	30	2	3	+

1:無効, 2:変わらず, 3:やや有効, 4:有効, 5:著効　(市原, 1990)

うかで，両剤に差があるか否かを判断する．また，正負の符号の数が 25 以上では，2項分布の代わりに**正規分布**を使用しても，ほとんど変わらないことに注意しておこう．

(4) 処方箋からの患者データ

薬局で患者から提出される**処方箋**(しょほうせん)には患者情報と処方薬の情報がある．通常，薬局のシステムは医療機関に接続されていないため，患者情報は薬局では処方箋 (図 4.56) の内容をコンピュータに手入力することで，**患者データ** (図

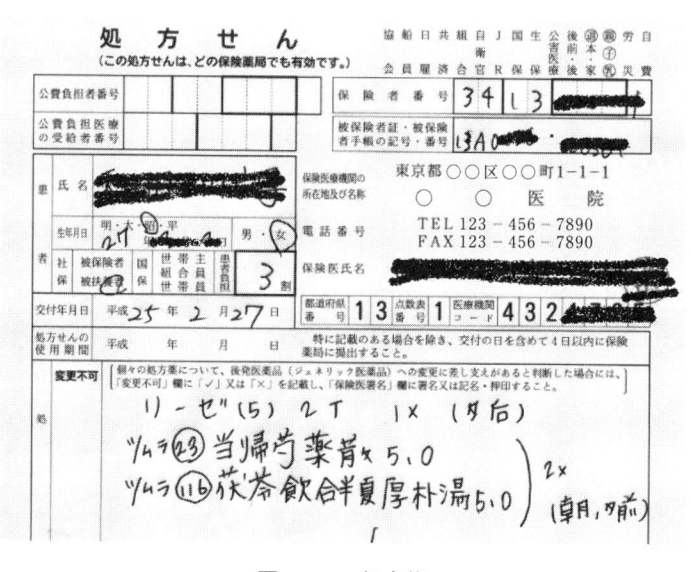

図 4.56 処方箋

4.57) が得られる．薬局では薬を安全に効果的に使ってもらうために，インタビューで患者から情報収集している．そこで，患者の年齢，性別，既往歴，アレルギー，他診療科受診などのデータが追加される．さらに，調剤することで薬剤に関する新たなデータが追加される (図 4.58).

	A	B	C	D	E	F	G	H
1	患者データ							
2								
3	患者名	生年月日	性別	保険者番号	記号	交付日	医療機関	処方薬
4	薬学花子	1955/3/3	女	34130xxx	13X9911・00xyz	2013/2/27	○○医院	リーゼ(5)2T 1×(夕后)
5						2013/2/27	○○医院	ツムラ23当帰芍薬散5.0 2×(朝、夕前)
6						2013/2/27	○○医院	ツムラ116茯苓飲合半夏厚朴湯5.0 2×(朝、夕前)
7								
8								
9								

図 4.57 患者データ

	I	J	K	L
1		処方データ		
2				
3	変更可否	調剤日	投与薬	調剤担当者
4	否	2013/2/28	リーゼ(5)2T 1×(夕后)	秋津
5	否	2013/2/28	ツムラ23当帰芍薬散5.0 2×(朝、夕前)	秋津
6	否	2013/2/28	ツムラ116茯苓飲合半夏厚朴湯5.0 2×(朝、夕前)	秋津
7				
8				

図 4.58 調剤データ

薬局は薬問屋に発注書を出して医薬品を仕入れるが，現在では医薬品情報はすべて**オンラインデータ**になっており，薬局の端末からデータを選択することで注文できるようになっている．そして，発注データや在庫データはオンラインで自動的に蓄積され，月ごとの集計や年次集計が自動的に処理されるシステムである．

患者には**服薬指導**と領収書が情報として残り，薬歴データが蓄積される．薬歴は副作用のチェックや**禁忌薬**，**重複薬**のチックに使われる．また，領収書は税金の**確定申告**に使われる．

(5) インターネットから得られるデータ

医療にかかわるデータはインターネットを介して入手することができる．日本では**厚生労働省**，または都道府県の**福祉保健局**のホームページで地域医療に関するデータが公開されている．厚生労働省のホームページを開き (図 4.59),「統計情報・白書」のメニューをクリックすると全国的な医療情報が見られる．

以下，順に「ホーム＞統計情報・白書＞各種統計調査結果＞統計要覧＞厚生統計要覧 (平成 23 年度) ＞第 2 編 保健衛生 第 2 章」を開くと統計資料のリストがある (図 4.60).

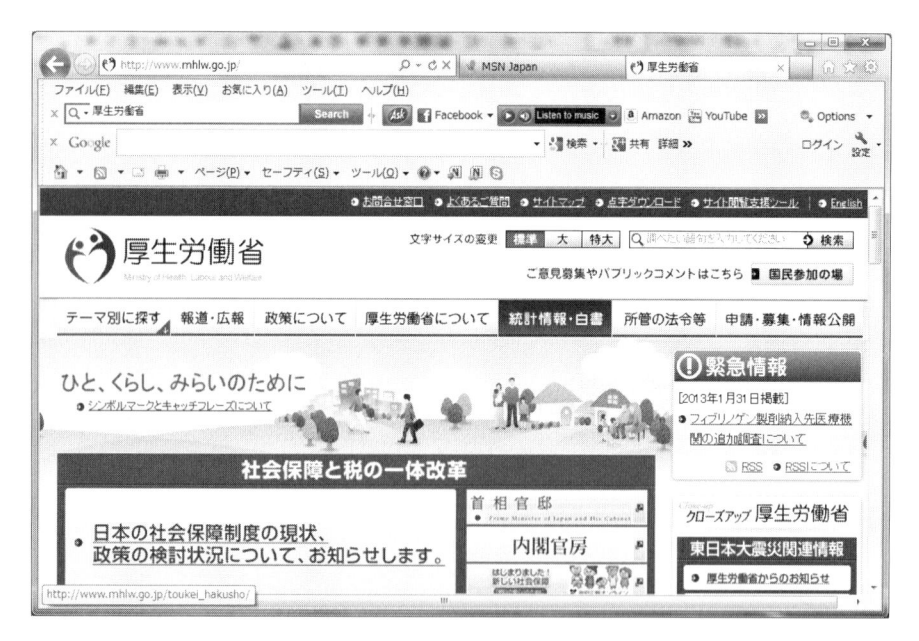

図 4.59　厚生労働省ホームページ

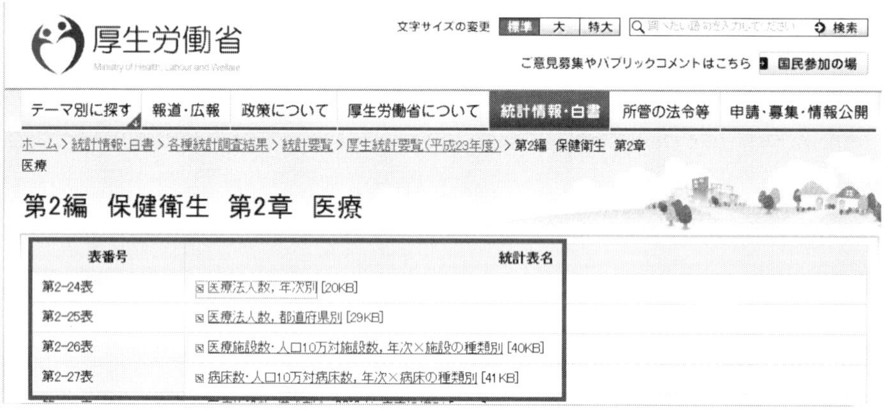

図 4.60　厚生労働省保健衛生データ

リストの1つをクリックすると内容が開く (図 4.61).
リストにリンクしているファイル名

http://www.mhlw.go.jp/toukei/youran/data23k/2-24.xls

の拡張子 ".xls" が示すアプリケーションソフトで開く．この拡張子は Microsoft 社の表計算ソフト Excel で作成されたことを示しているので，データ移行には手入力を必要としないが，拡張子 ".pdf" は Adobe 社のアプリケーションソフトで作成された印刷形式のファイルなので，数値データを他のアプリケーションソフトに取り込むことはできないので手入力が必要である．

4.3 データ処理

図2-24.xls [読み取り専用] [互換モード]

	A	B	C	D	E	F
1						
2			第2章 医　　療			
3			第2-24表　医療法人数，年次別			
4						
6	年　　次		総　数	財　団	社　団	持分の定めあり	持分の定めなし
7
8	昭和60年	(1985)	3 926	349	3 577	3 456	121
9	平成2年	(1990)	14 312	366	13 946	13 796	150
10	7	(1995)	24 725	386	24 339	24 170	169
11	12	(2000)	32 708	399	32 309	32 067	242
12	17	(2005)	40 030	392	39 638	39 257	381
13	20	(2008)	45 078	406	44 672	43 638	1 034
14	21	(2009)	45 396	396	45 000	43 234	1 766
15	22	(2010)	45 989	393	45 596	42 902	2 694
16	23	(2011)	46 946	390	46 556	42 586	3 970
18	資料：医政局指導課調べ
19	注：1)　厚生労働大臣所管分を含む．
20	2)　平成8年までは年末現在数，平成9年以降は3月31日現在数である．

図 4.61　厚生労働省から得られるデータ

よく用いられる拡張子を表4.4に示す．

ワープロソフトや表計算ソフトで作成されたファイルは他のソフトウェアで開くことはできないが，Microsoft社のOfficeのように，同一メーカーが提供するワープロソフト，表計算ソフトのように互いに取り込む機能が付いているものもある．拡張子が".txt"のテキストファイルはほとんどのパソコンに装備されている**エディタ** (editor) で作成できる．テキストファイルはファイル名とシフトジス (shift-jis) などのコードだけで記録されており，複数のソフトウェアで開くことが可能である．**CSV** (Comma Separated Values) ファイルはデータをセルごとにカンマ (,) で区切ったテキストファイルであるから，他のアプリケーションソフトで開くことができる．音声や動画のファイルには対応したプレイヤーというソフトウェアが必要である．画像ファイルには編集用ソフトが必要であるが，ワープロソフトやプレゼンテーションソフトでも開ける画像ファイルもある．**圧縮ファイル**は対応した解凍ソフトが必要である．多くの**解凍ソフト**が複数の形式に対応している．プログラムは**実行形式**になっており，開く操作をすると実行する．ウイルスは実行形式になっているので注意しなければならない．

エディタ：文字だけを操作し，テキストファイルを作成，呼出しするソフトウェア．

(6) アンケート調査によるデータ

生活習慣病の原因を調べるとか，食生活の考え方を調べるなどのような場合にはアンケートを行う．**アンケート調査**とは，あらかじめ設問を用意し，条件を一定にして回答を集めるので**質問紙調査** (questionnaire) ともいう．アンケートを実施するにあたっては，何を知りたいのか，目的を明確にしておかなければならない．そのためには，どんな設問をし，どんな統計処理をするかを

表 4.4 おもなファイルの拡張子

種類	拡張子	アプリケーション	開く	加工	複数
文字	txt	標準	○	○	○
	doc	MS Word 2003 以前	○	○	
	docx	MS Word 7 以降	○	○	
	jtd	JustSystems 一太郎 8 以降	○	○	
	pdf	Adobe	○		
表計算	xls	MS Excel 2003 以前	○		
	xlsx	MS Excel 7 以降	○	○	
	jhd	JustSystems 花子 9 以降	○	○	
	csv	MS Excel	○	○	○
プレゼンテーション	ppt	MS PowerPoint 2003 以前	○	○	
	pptx	MS PowerPoint 7 以降	○	○	
音声	wav	音声標準	○	○	○
	ra	Real Audio	○	○	
	mp3	MPEG 形式	○	○	○
画像	jpg/jpeg	画像標準	○	○	○
	gif	GIF 形式	○	○	
	tif	TIF 形式	○	○	
	png	HTML	○	○	○
動画	avi	Windows	○	○	
	mpg/mpeg	MPEG 形式	○	○	○
	mov	Quick Time	○	○	
	rm	Real Player	○	○	
圧縮	zip	ZIP 形式	○	○	
	lzh	LHA 形式	○	○	
プログラム	exe	実行形式	−	−	−
	htm/html	WEB 形式	−	−	−

あらかじめ決めておく必要がある．目的に応じた情報が得られるかどうかは設問の仕方にかかっている．設問には次の点に配慮しなければならない．

① 失礼にならない言い回しにする．
② 1 つの質問は 1 つの論点に制限する．
③ 個人的な質問と一般的な設問を混同しない．
④ 難しい表現にしない．
⑤ 明確な表現にする．
⑥ 特定な価値観を含んだ言葉は使わない．
⑦ 誘導的な質問にならないようにする．
⑧ 選択肢を平等に扱った質問にする．
⑨ 質問の順番に問題がないようにする．

4.3 データ処理

回収されたシートから回答結果をコンピュータに入力してデータが得られる．最近は回答をマークカードにしてもらい，MCR (Mark Card Reader) で機械的に読み込むことが多い．またはインターネットを利用して回答してもらうこともある．

アンケートを実施する場合，対象とする母集団の全員から回答を得る**全数調査**と一部から得る**標本調査**がある．標本調査で誰に依頼するかは無作為抽出しなければならない．その場合，母集団の全員に番号を振って，乱数で選ぶ．乱数は自然現象を利用したり，サイコロを転がして得られるが，コンピュータには**擬似乱数**をつくる機能がある．Excel では，0 から 1 より小さい数までの擬似乱数を生成する関数が用意されている．1 から 150 までの整数の中から 1 つを無作為に抽出するには = INT(150 ∗ RAND( ))+1 と記述して実行する．RAND( ) が実行されるごとに 0 と 1 の間の小数をランダムに提供するので，150 ∗ RAND( ) は 0 から 150 より小さい数までの実数になる．この数値の小数点以下を切り捨てる関数が INT(数値) なので，INT(150 ∗ RAND( )) は 0 から 149 までの整数を与える．それに 1 を加えて，1 から 150 までの整数を選ぶことができる．

有限な大きさ N の母集団から標本調査してある意見の賛否の比率を推定する場合，推定値の精度は標本数 n に依存する．したがって，どのくらいの精度 e で推定したいかを決めて標本数を決めた方がよい．予想する比率 P ならば

$$n > \frac{N}{\left(\frac{e}{k}\right)^2 \frac{N-1}{P(1-P)} + 1}$$

で与えられる．ここで，k は**信頼率**に対応した正規分布の**確率変数値**である．両側信頼率 95%の場合は $k = 1.96$ である．

統計の教科書を参照せよ．

4.3.2 データを整理し新しいデータを作成する

(1) 実験データの整理

図 4.54 の実験例では，1 つの条件 (ブドウ糖の濃度) に対して 5 回の測定 (旋光角) をしている．条件を同じにして測定を繰り返すと，測定値の分布は真値のまわりに正規分布することが知られている．このような場合，平均値や**標準誤差**を用いて議論する．データ $(y_1, y_2, \cdots, y_n)$ の平均値は

$$\bar{y} = \frac{\sum_{i=1}^{n} y_i}{n}$$

で計算される．Excel では和を求める関数が用意されており，=SUM(B3:B8) と記述される．したがって，図 4.62 に示すように，平均値を表示したいセルに=SUM(C4:G4)/5 と記述すれば平均値が計算される．( ) 内は C4 セルから

SUM　=SUM(C4:G4)/5

	A	B	C	D	E	F	G	H	I	J
1		濃度		旋光角（測定値：y_{ij}）						
2		g/cc	(y_{i1})	(y_{i2})	(y_{i3})	(y_{i4})	(y_{i5})	$\bar{y}_i$		
3	i	x_i	j=1	2	3	4	5			
4	1	0.00	0.25	0.85	1.25	1.55	0.65	=SUM(C4:G4)/5		
5	2	0.04	2.90	3.00	3.55	2.60	2.05	SUM(数値1, [数値2], ...)		
6	3	0.08	5.55	4.25	4.70	5.15	4.50	4.830		
7	4	0.12	7.10	6.65	7.40	7.75	6.45	7.070		
8	5	0.16	9.65	8.90	8.35	9.30	8.70	8.980		
9	6	0.20	11.25	11.80	12.25	10.00	10.50	11.160		

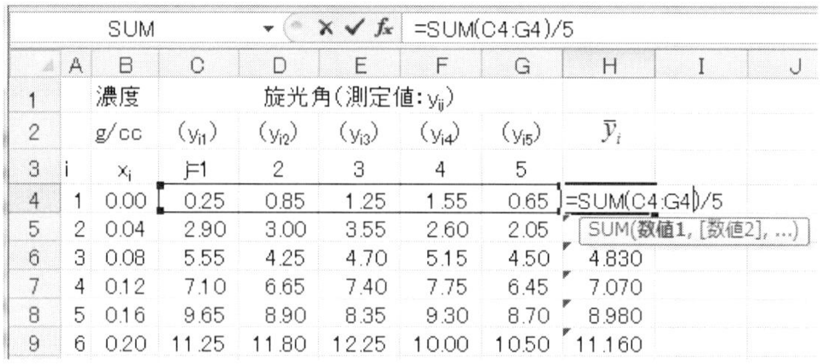

図 **4.62**　加算関数

G4 セルまでの数値という意味である．/5 が続いているので，和 (SUM) を 5 で割った式になっている．または，平均したい数値を引数とすれば平均値を計算してくれる関数が用意されていて，=AVERAGE(C4:G4) と記述する．

正規分布する母集団からの n 個の標本 $(y_1, y_2, \cdots, y_n)$ の**不偏標準偏差** σ は

$$\sigma = \sqrt{\frac{\sum_{i=1}^{n}(y_i - \bar{y})^2}{n-1}}$$

で計算される．Excel では=STDEV.S(C4:G4) で求められる．また，同じ標本の標準誤差 Δy は

$$\Delta y = \frac{\sigma}{\sqrt{n}} = \sqrt{\frac{\sum_{i=1}^{n}(y_i - \bar{y})^2}{n(n-1)}}$$

なので，Excel では=STDEV.S(C4:G4)/SQRT(5) で計算すればよい．これらの関数を使って，すべての濃度について平均値と標準誤差を計算したものが図 4.63 である．

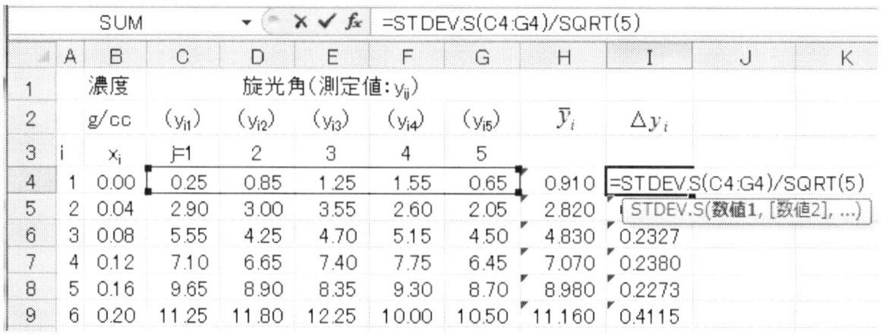

SUM　=STDEV.S(C4:G4)/SQRT(5)

	A	B	C	D	E	F	G	H	I	J	K
1		濃度		旋光角（測定値：y_{ij}）							
2		g/cc	(y_{i1})	(y_{i2})	(y_{i3})	(y_{i4})	(y_{i5})	$\bar{y}_i$	Δy_i		
3	i	x_i	j=1	2	3	4	5				
4	1	0.00	0.25	0.85	1.25	1.55	0.65	0.910	=STDEV.S(C4:G4)/SQRT(5)		
5	2	0.04	2.90	3.00	3.55	2.60	2.05	2.820	STDEV.S(数値1, [数値2], ...)		
6	3	0.08	5.55	4.25	4.70	5.15	4.50	4.830	0.2327		
7	4	0.12	7.10	6.65	7.40	7.75	6.45	7.070	0.2380		
8	5	0.16	9.65	8.90	8.35	9.30	8.70	8.980	0.2273		
9	6	0.20	11.25	11.80	12.25	10.00	10.50	11.160	0.4115		

図 **4.63**　平均値と標準誤差

4.3 データ処理

(2) データの加工

様々な目的で多様なデータが得られると，分類したり選択したりして，データごとに四則演算や関数を作用させて新しいデータを作成することが常である．

図4.62と図4.63では，ブドウ糖の濃度ごとの旋光角の平均値とその標準誤差が追加された．さらに濃度と旋光角の**回帰直線**を求めてみよう．回帰直線は**最小二乗法**で求められる．最小二乗法は測定値と直線から予想される値とのズレの2乗の和が最小になる条件で，直線の係数の値を決める方法である．条件 x_i に対し，その従属変数 y_i の測定値の平均値 $\bar{y}_i$ とその標準誤差 Δy_i が得られていて，このデータ点を最もよく再現する直線 $y'_i = ax_i + b$ の係数 a, b は次のように計算される．まず

$$N = \sum_{i=1}^{n} \frac{1}{\Delta y_i{}^2}, \quad X = \sum_{i=1}^{n} \frac{x_i}{\Delta y_i{}^2}, \quad Y = \sum_{i=1}^{n} \frac{\bar{y}_i}{\Delta y_i{}^2},$$
$$Z = \sum_{i=1}^{n} \frac{x_i \bar{y}_i}{\Delta y_i{}^2}, \quad W = \sum_{i=1}^{n} \frac{x_i{}^2}{\Delta y_i{}^2}$$

を計算し

$$a = \frac{N \cdot Z - X \cdot Y}{N \cdot W - X^2}, \quad b = \frac{X \cdot Z - Y \cdot W}{X^2 - N \cdot W}$$

が求められる．

計算では図4.64にあるように，係数 a, b を何桁も求められるが，正しい情報を示すためには有効数字を正しく示さなければならない．

測定条件 x_i は定数とみなされ，測定値 y_i の有効数字は測定装置によって決まり，ここでは小数点以下2桁である．平均値は，その測定値の有効数字より1桁多くとるのが習慣であるから，小数点以下3桁とする．再現値 $y'_i = ax_i + b$ は測定値の平均値と比較するから，y'_i は小数点以下3桁まで有効数字となればよい．$a \times x_6 = 51.14476 \times 0.20 = 10.228952 \cdots$ なので，有効数字を測定値11.160の小数点以下3桁にするには a の有効数字を51.145とすれば十分であ

	A	B	C	D	E	F	G	H	I	J
1	濃度	測定値								
2	g/cc				N	X	Y	Z	W	
3	i	x_i	$\bar{y}_i$	Δy_i	$1/\Delta y_i{}^2$	$x_i/\Delta y_i{}^2$	$\bar{y}_i/\Delta y_i{}^2$	$x_i\bar{y}_i/\Delta y_i{}^2$	$x_i{}^2/\Delta y_i{}^2$	y'_i
4	1	0.00	0.910	0.227	19.37984	0	17.63566	0	0	0.84
5	2	0.04	2.820	0.246	16.48805	0.659522	46.49629	1.859852	0.026381	2.88
6	3	0.08	4.830	0.233	18.46722	1.477378	89.19668	7.135734	0.11819	4.93
7	4	0.12	7.070	0.238	17.65225	2.11827	124.8014	14.97617	0.254192	6.97
8	5	0.16	8.980	0.227	19.36108	3.097773	173.8625	27.81801	0.495644	9.02
9	6	0.20	11.160	0.412	5.904931	1.180986	65.89903	13.17981	0.236197	11.07
10					97.25338	8.533929	517.8916	64.96957	1.130604	
11										
12					a=	51.14476		△a=	0.940469	
13										
14					b=	0.837255		△b=	0.101402	

図 **4.64** 回帰直線の係数

る．b は $a \times x_i$ の計算結果に加える数値なので小数点を揃え，小数点以下 3 桁が有効数字となる．したがって

$$a = 51.145 \pm 0.941 \quad [\mathrm{deg} \cdot \mathrm{cc/g/mm}],$$
$$b = 0.837 \pm 0.102 \quad [\mathrm{deg/mm}]$$

である．ここで，平均値は四捨五入，誤差は切り上げで処理した．

(3) データの並び替えと検索

税金の確定申告のために医療費控除額を調べたい場合，医療機関や薬局からもらった領収書を取っておく．その情報を日付ごとに Excel のシートに転載したものが図 4.65 である．

	A	B	C	D	E
1	年月日	医療機関	被治療者	医療費	
2	H24.1.10	西町ファーマシー	花子	2280	
3	H24.1.10	宇田医院	花子	1440	
4	H24.1.12	岡田循環器	花子	4870	
5	H24.1.23	岡田循環器	花子	1040	
6	H24.1.30	富山整骨院	太郎	300	
7	H24.1.31	富山整骨院	太郎	300	
8	H24.1.31	富山整骨院	太郎	300	
9	H24.2.4	町野薬局	花子	1740	
10	H24.2.4	白川眼科	花子	1440	
11	H24.2.6	富山整骨院	太郎	300	
12	H24.2.7	西町ファーマシー	花子	2280	

図 **4.65** データ

このデータを操作するためにキーになる項目を決める．適切なキーがない場合は新たに A 列を挿入して No. を付ける (図 4.66).

	A	B	C	D	E
1	No.	年月日	医療機関	被治療者	医療費
2	1	H24.1.10	西町ファーマシー	花子	2280
3	2	H24.1.10	宇田医院	花子	1440
4	3	H24.1.12	岡田循環器	花子	4870
5	4	H24.1.23	岡田循環器	花子	1040
6	5	H24.1.30	富山整骨院	太郎	300

:

126	125	H24.12.11	中村整形外科	太郎	710
127	126	H24.12.14	山崎歯科	花子	1940
128	127	H24.12.18	中村整形外科	太郎	710
129	128	H24.12.22	宇田医院	花子	1440
130	129	H24.12.22	西町ファーマシー	花子	2200
131	130	H24.12.26	中村整形外科	太郎	710
132	131	H24.12.31	応急診療所	花子	2420
133					

図 **4.66** キー項目

4.3 データ処理

Excelには**オートフィル**という機能があり，連続する数値や曜日などは自動的に入力できる．これでデータの件数が131件あることがわかる．また，別の項目を基準に並べ替えなどしても，キー項目によって並び替えることで，もとの状態に復帰できる．

被治療者 "花子" の件数を知りたい場合，セルに=COUNTIFS(D2:D132 "花子") と記述すれば表示される．また，2つ以上の条件で数える場合，例えば，被治療者 "花子" が医療機関 "宇田医院" にかかった件数は=COUNTIFS(D2:D132,"花子",C2:C132,"宇田医院") と記述すれば表示される (図4.67).

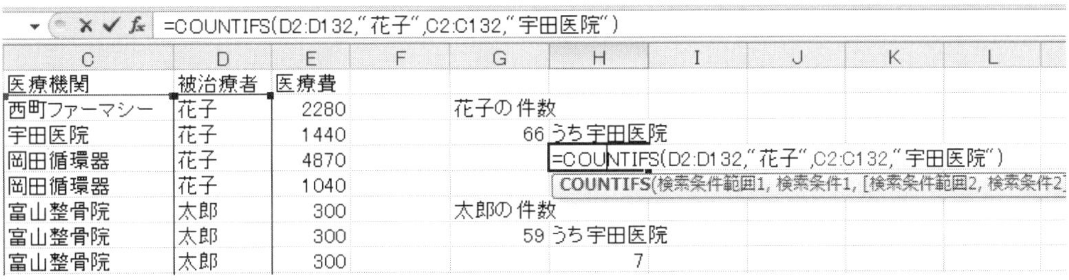

図4.67 条件設定によるカウント

今度は被治療者ごとに医療機関に分けて並べ替えよう．図4.68のように並び替えの条件を2重にすればよい．昇順とは数字が増える順に，アルファベットならばabc順，平仮名カタカナはアイウエオ順，漢字は漢字コードの順に並び変わる．降順にするとその逆順に並べられる．並び替えることを**ソート**という．

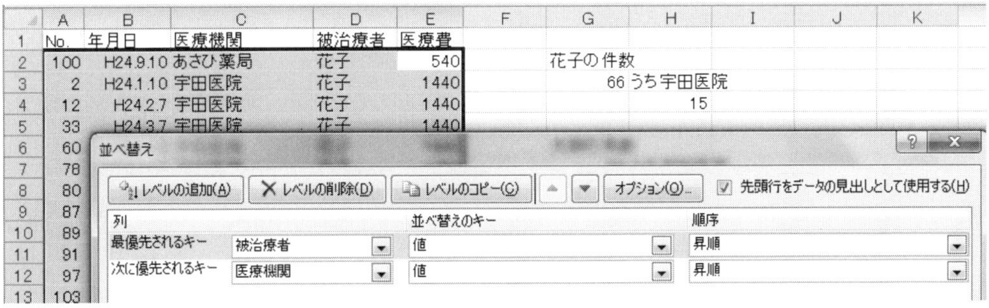

図4.68 多重並び替え

確定申告には医療機関ごとの医療費合計が必要である．また，家計の中で個人の医療費も必要である．Excelでは，この作業を自動的に実行する機能がある．これを**ピボットテーブル**という．行ラベルを医療機関，列ラベルを被治療者と設定し，医療費を計算項目に指定することで図4.69が作成される．

	A	B	C	D	E	F	G
1							
2							
3	合計 / 医療費	列ラベル					
4	行ラベル	花子	太郎	隆雄	幸恵	総計	
5	応急診療所	2420				2420	
6	あさひ薬局	540				540	
7	山王脳神経	7150				7150	
8	岡田循環器	15240				15240	
9	山崎歯科	11824	1580			13404	
10	西町ファーマシー	24170	890		2200	27260	
11	荒川歯科	82070				82070	
12	北口皮膚科	2500				2500	
13	山下病院	2000				2000	
14	町野薬局	8660				8660	
15	白川眼科	10220				10220	
16	富山整骨院	3960	12000	900		16860	
17	宇田医院	25460	4080		2880	32420	
18	イトシ薬局		510			510	
19	あかし薬局		320			320	
20	中村整形外科		10070			10070	
21	総計	196,214	29,450	900	5,080	231,644	

図 4.69　ピボットテーブル

4.3.3　データからの情報表現

データを表にするだけでは，そこから読み取れる情報には限りがある．データを比較したり，変化を見たりするためにはグラフが便利である．データの性質や目的に応じて様々なグラフが考えられる．

(1)　ヒストグラム

表 4.5 のような 39 人分の健康診断データがある．

この身長分布が知りたい場合，身長の階級ごとに度数を数えなければならない．階級数をいくつにするかはデータの数やデータの種類，またはグラフを作成する目的にもよるが，一般にはデータ数 N の場合，階級数 n は $n > 1 + \log_2 N$ である．

ここでは $N = 39$ であるから，$n > 5$ である．身長の最小値は 147.7 cm，最大値は 169.0 cm であるから，階級幅は $(169.0 - 147.7)/5 = 4.26$ cm であるが，グラフを見やすくするために階級幅を 3.0 cm とする．したがって，階級は 142〜145 以下，145〜148 以下，…，172〜175 以下となる．また，階級値は順に 143.5, 146.5, …, 173.5 である．Excel には度数を自動的に数える機能がある．メニューのデータ解析からヒストグラムを選択し，データと階級と書き込みセルを指定することで表示される (図 4.70)．ヒストグラムは度数分布を視覚化したものである．

4.3 データ処理

表 4.5　健康診断データ

No.	身長 cm	体重 kg	胸囲 cm	座高 cm	収縮期 血圧 mmHg	拡張期 血圧 mmHg	呼吸数 回/分	脈拍数 回/分
1	158.6	48.0	75.0	85.3	126	80	16.5	65.5
2	148.0	48.0	80.0	80.0	96	62	16.0	64.0
3	167.2	63.0	88.5	87.0	138	68	14.0	60.0
4	155.0	53.0	81.0	82.0	112	82	13.0	75.0
5	158.5	52.0	80.0	85.0	114	76	18.0	62.0
6	161.4	54.0	83.0		100	80	13.5	82.5
7	157.0	51.0	80.0	81.0	120	78	16.0	62.5
8	156.7	54.0	84.0		122	84	17.0	73.0
9	169.0	54.0	76.0	89.8	96	66	15.5	53.0
10	154.6	55.0	83.0	82.0	112	64	17.0	57.5
11	163.0	52.0	85.0	87.5	122	80	17.0	69.0
12	159.5	57.0	82.0		100	70	11.5	54.0
13	154.2	53.0	80.0	86.0	98	64	12.5	73.5
14	156.8	47.0	77.0	82.0	110	58	16.0	69.0
15	159.5	49.0	80.0	84.0	106	56	11.0	67.0
16	155.4	49.0	81.0		102	70	15.0	57.5
17	160.7	57.0	81.5		120	74	9.0	74.5
18	148.1	51.0	80.0	79.9	108	74	17.0	71.5
19	164.8	50.0	81.5		114	60	10.0	75.0
20	166.2	55.0	82.0		110	68	14.5	56.5
21	160.1	47.5	81.0		110	68	10.0	72.0
22	162.2	51.5	81.0	81.5	104	78	13.0	66.0
23	157.8	50.0	83.0	82.7	116	73	15.0	68.0
24	161.8	55.5	84.0	88.7	116	64	13.0	62.0
25	158.5	56.0	83.5	83.6	128	64	10.0	75.0
26	157.1	51.5	79.1	82.0	116	50	11.0	48.0
27	161.1	56.0	87.0	88.0	120	68	18.0	68.0
28	160.6	52.0	80.0	84.0	118	72	20.5	70.0
29	162.0	59.0	83.0	84.2	100	68	9.0	53.0
30	152.0	51.0	84.0		114	78	14.0	58.0
31	155.5	51.0	80.5	82.0	124	64	15.0	54.0
32	162.9	58.0	86.0	89.5	122	78	13.0	64.0
33	159.5	62.5	88.0	87.1	122	70	12.0	55.0
34	147.7	44.0	79.3	81.3	82	50	15.5	71.5
35	157.0	33.5	70.5		84	56	15.5	69.0
36	155.4	57.0	82.5	83.5	128	68	13.0	66.0
37	159.0	48.5	77.0		94	62	10.5	57.0
38	155.8	44.5	83.0	83.6	96	74	16.5	76.0
39	167.0	55.5	83.0	88.0	110	78	13.0	62.0

階級	階級値	データ区間	頻度
145	143.5	145	0
148	146.5	148	2
151	149.5	151	1
154	152.5	154	1
157	155.5	157	11
160	158.5	160	9
163	161.5	163	10
166	164.5	166	1
169	167.5	169	4
172	170.5	172	0
175	173.5	175	0
		次の級	0

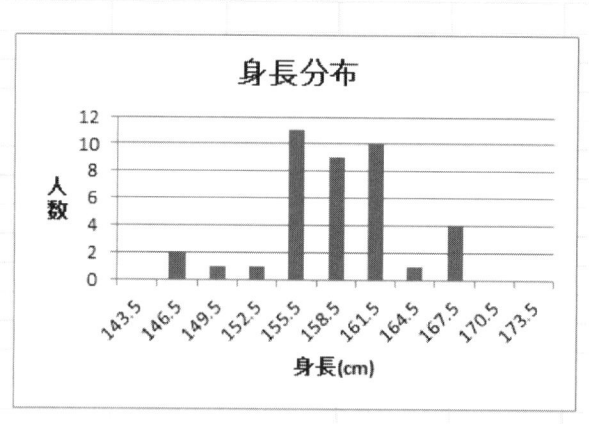

図 4.70　ヒストグラム

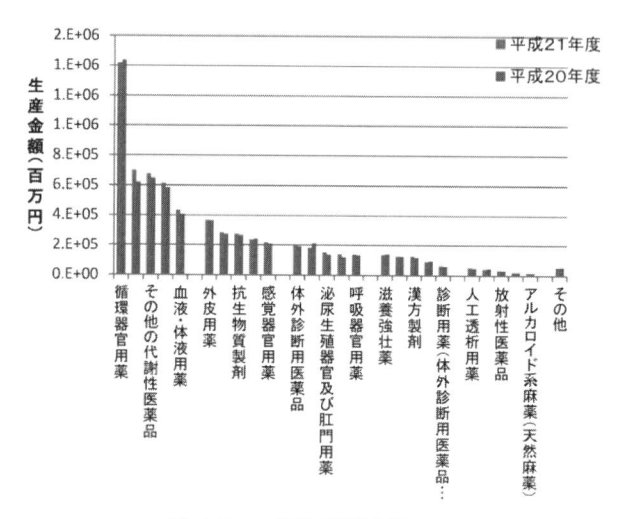

図 4.71　複数系列棒グラフ

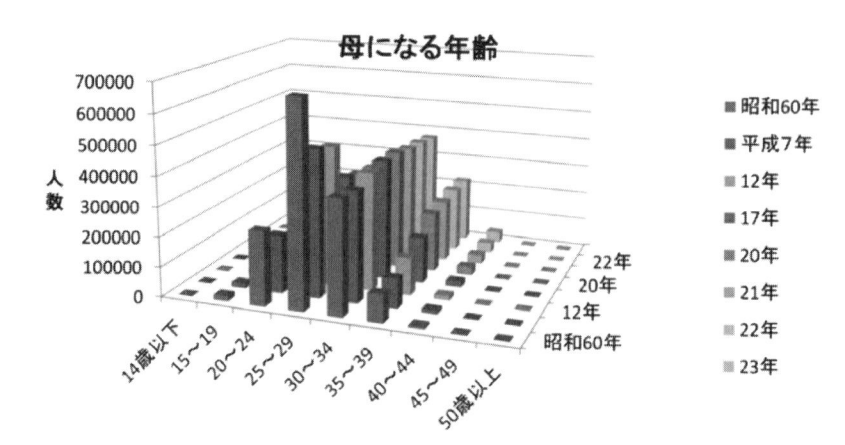

図 4.72　3 次元グラフ

4.3 データ処理

棒グラフには様々な形がある．図 4.71 のように，横軸は項目なので意味がわかるが，縦軸は金額や比率など数値なので必ず単位を示す．また，2 つ以上の系列を同時に示すことがある．ここでは 2 つの年度を比較し，凡例で示している．

図 4.72 のように，複数の系列を 3 次元で示すと効果的な場合がある．ここでは系列が経年であり，奥行軸に沿って時代が進んでいるので，時代が進むにつれて高齢出産が増加していることが視覚的にわかる．

複数系列でも比率に注目して比較する場合は，図 4.73 のようにすればわかりやすい．どのようなグラフにも通じるがタイトルはその図から何を読み取るか一言で表現したものである．そのために，横軸や縦軸はわかりやすく，必要ならば単位を書く．また，系列が複数の場合は凡例も表示する．

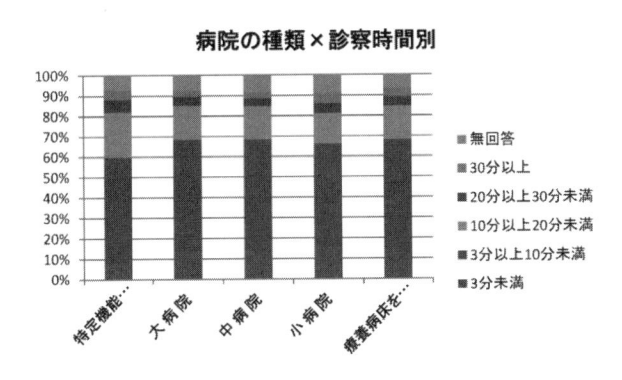

図 4.73　比率棒グラフ

(2) 円グラフ

比率を強調するのは円グラフも効果的である．2 つの系列を同時に示した例が図 4.74 である．系列 1 は内側のドーナツで外来患者のデータになっている．

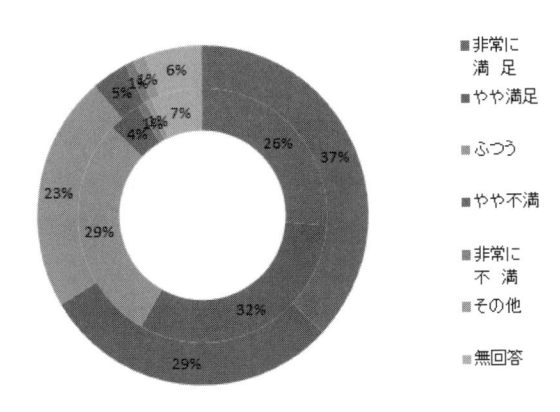

図 4.74　円グラフ

系列2は外側のドーナツで入院患者のデータである．分類のマークは凡例で示している．数値がなくても，おおよその割合が視覚的にわかりやすい．1つの系列のみの場合はクサビ形の円グラフを使う．

(3) 折れ線グラフ

図 4.75 は，年度という項目に対して5つの献血施設での献血人数を示したグラフである．凡例の上から順に系列1〜5になっているが，データの数字に大きな差があるので，系列1〜3は右の縦軸スケールで示し，系列4,5は左の縦軸スケールで折れ線グラフにした．これは項目軸が年度なので経年変化を強調している．

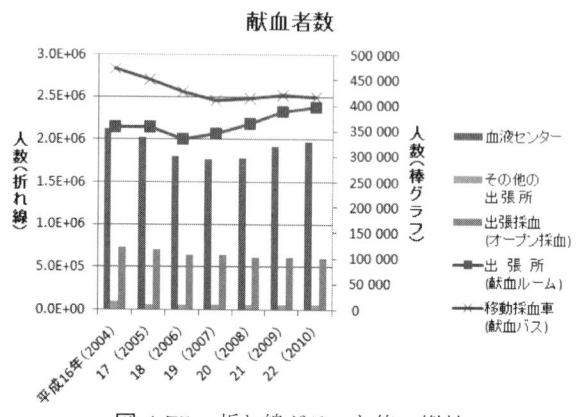

図 4.75 折れ線グラフと第2縦軸

(4) レーダーグラフ

図 4.76 のように，政治家の個性や会社の特徴をランク付けしたり，目標達成度全体を総合的に比較するのに使われる．最近では，薬剤師国家試験の模擬試験の結果を評価する場合がある．項目は評価内容になっていて，図の頂点に記述されている．系列名は凡例に示されている．

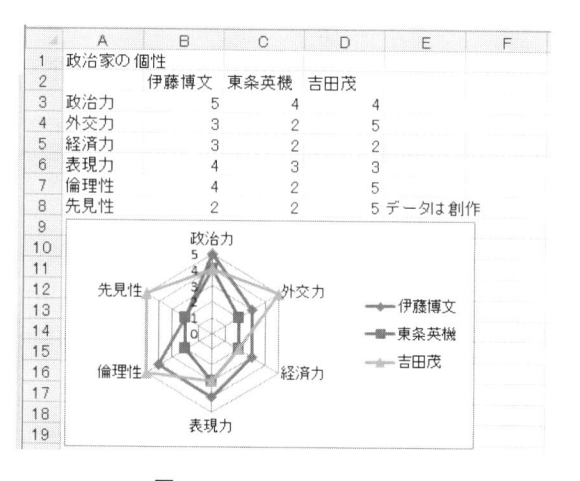

図 4.76 レーダーグラフ

(5) 散布図

1人1人の身長と体重を記録したデータ，実験条件ごとの測定値など，対応のある2つの系列のデータがある場合，横軸と縦軸のスケールに合わせて点をプロットすることができる．これを**散布図**という (図 4.77)．2つの系列の相関を視覚的に把握することができる．実験データならばその誤差も表示する．Excel ならば，近似曲線を追加することができるが，誤差による重みを付けた計算ではないことに注意しておこう．

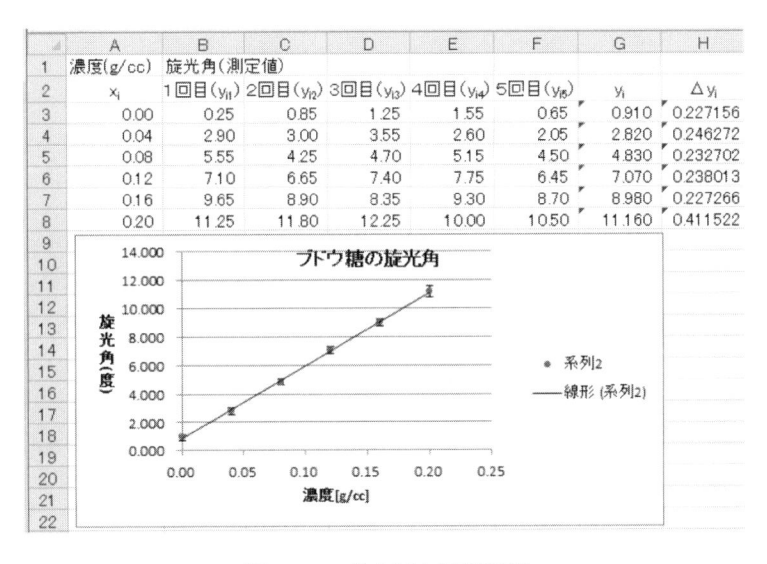

図 4.77　散布図と回帰直線

4.4 ウェブページ

インターネットから情報を入手しようとするとき，多くの人は Internet Explorer, Safari, Chrome, Firefox などを使用する．これらは**ブラウザ** (browser) とよばれ，ウェブ (Web, 正確には World Wide Web) を閲覧するためのアプリケーションである．つまり，現在では，インターネット上の情報といえば，ウェブの情報を示す．ちなみに，多くのホームページの **URL** (Uniform Resource Locator, 日本では一般的な呼称として**アドレス**という) が www で始まっているのは，World Wide Web の頭文字を表している．

ここでは，ウェブの仕組みとウェブで情報を発信するためのデータの作成法を学ぶ．

4.4.1 ウェブとブラウザ

ウェブについて学ぶ前に，まずウェブを閲覧するソフトウェアであるブラウザについて説明する．現在では，インターネット上の情報の大部分がウェブという形式で存在するので，インターネットに接続できる機器 (パソコン，スマートフォン，携帯電話，タブレット，テレビ，ゲーム機など) には通常，ブラウザの機能が備わっている．例えば，Windows で動くパソコンの場合には，Internet Explorer というソフトウェアが最初から用意されているので，ウェブの閲覧をするとき，多くの人は Internet Explorer を使用するだろう．しかし，パソコンやスマートフォンなどの場合には，最初から付いてくるブラウザ以外にも様々なブラウザが利用できる．ウェブの閲覧ができるという基本的な機能は同じだが，ブラウザにより表示形式や表示可能なデータの種類などに違いがある．互換性の問題から，利用できるブラウザを制限しているウェブサイトも存在する (4.4.8 項参照)．代表的なブラウザとその特徴をあげておく．

- **Internet Explorer** Windows の開発元である Microsoft 社が開発したブラウザであり，Windows に付属する．かつては Mac 用のバージョンが提供されていたこともあったが，現在では Windows 版 (および Microsoft 社のスマートフォンである Windows Phone 版) だけが提供されている．バージョンにより，機能が大きく異なることが知られていて，互換性の問題があるウェブサイトを使いたい場合には，Internet Explorer をバージョンアップしても大丈夫かどうか確認する必要がある．
- **Microsoft Edge** Windows の開発元である Microsoft 社が開発したブラウザであり，Windows10 に付属する (Windows8 以前の Windows 用には提供されていない)．Internet Explorer にはない機能が追加されているが，従来の Internet Explorer と完全に互換性があるわけではない．なお，Windows10 にも Internet Explorer は付属している．
- **Safari** Apple 社の開発したブラウザであり，Apple 社製品 (Mac, iPhone, iPad など) に付属する．また，Windows 版の Safari も提供されているが，Apple 社製品版に比べてバージョンアップが少なく，セキュリティ上の問題に対応できていない場合があると，2012 年に独立行政法人情報処理推進機構 (IPA) が警告している．Windows 版で使用する場合は，安全な最新バージョンが提供されているかどうか十分に情報を収集する必要がある．OS X 版，iOS 版にはこのような問題は知られていない．
- **Chrome** Google 社の開発したブラウザであり，同社の提供する様々なインターネット上のサービスの利用を考慮して設計されている．Windows 版，OS X 版，iOS 版，Android 版など様々なシステムに対応している．
- **Firefox** Mozilla プロジェクトの開発するブラウザである．上記の 3 つの製品と異なり，オープンソースで開発が進められている．Windows 版，OS X 版，Android 版などが提供されている．

4.4.2 ウェブの歴史

ウェブ (Web) は，1990 年に欧州原子核研究機構 (CERN) のティム・バーナーズ・リー (Tim Berners-Lee) が**ハイパーテキスト**の概念をもとに開発した情報システムである．

印刷された書籍の場合，目次や索引に調べたい内容のページが載っていても，自分でそのページを開く必要がある．しかし，本がコンピュータ上に電子情報としてある場合には，目次や索引から該当するページにジャンプするような仕組みを簡単につくることができる (実際に電子書籍ではそんな機能が用意されている)．この機能をさらに発展させれば，本の後半に出てくる難しい単語から，同じ本の前半にあったその単語の説明にジャンプさせることもできる．さらに，(同じコンピュータ内にあるなら) 別の本にある解説にジャンプさせることもできる．このように，関連する情報間を結び付ける (そしてジャンプ可能にする) 仕組みをもった情報を**ハイパーテキスト**，結び付ける仕組みを**ハイパーリンク**とよぶ．ウェブは，この仕組みを拡張し，インターネット上の他のコンピュータ内にある情報にもジャンプできるようにしたものである．

ウェブは，当初は文字の情報しか扱えなかったが，すぐに画像も扱えるように拡張された．ウェブという仕組みが非常に使いやすかったことに加え，CERN がウェブの仕組みを無償で公開したこと，ウェブを閲覧するためのソフトウェア (ブラウザ) である Mosaic が，ソースコードも含め無料で公開され，様々なコンピュータで利用可能となったことから，ウェブは急速に普及し，インターネットで情報を収集する主要な手段となった．

ウェブの仕組みが，インターネットを利用する際の標準的な手段となったことにより，ウェブはさらに発展していく．Mosaic 以外にもウェブを閲覧するためのソフトウェアが開発され，無償で配布されたり，パソコンに最初から組み込まれたりするようになった (例えば，Windows の場合，1995 年に発売された Windows 95 から，Internet Explorer が標準で用意されている)．

また，当初は，文字と画像の情報しか扱えなかったウェブは，その後，動画や音楽などを扱えるように機能が追加されていった．また，ウェブの画面が，単なる情報の表示だけでなく，通常のパソコンのアプリケーションのように複雑な機能が実行できる仕組みも用意されるようになった．

4.4.3 ウェブの仕組みと標準規格

ウェブの基本的な仕組みは非常に簡単で，パソコン上で稼働するブラウザとよばれるプログラム，サーバ (インターネット上で公開されていて，ウェブなどの情報を提供しているコンピュータ) 上で稼働するウェブサーバの 2 つの要素からできている．ブラウザは，表示したい情報を知らせるデータ (URL) を

ウェブサーバに送信し，サーバが返信したデータを表示する．サーバは，基本的には **HTML** という形式のデータを送信する．また，この URL を受信すると HTML を送信する仕組みは **HTTP** とよばれている．

これらの仕組み (URL, HTML, HTTP) に違いがあると，「あるパソコンでは表示できるウェブが別のパソコンでは表示できない」とか，「あるサイトはパソコンで表示されるが別のサイトはパソコンで表示できない」といった問題が出てくる．そうした問題を避けるため，これらの仕組みには標準規格が決められている．しかし，ウェブ関係の技術は，今でもどんどん進歩しており，最初に決めた標準規格にはなかった仕組みが次々に現れている．もちろん，標準規格は何度も改訂が行われているが，現在でも，どのパソコンを使っても，すべてのウェブサイトが正常に表示されるという理想の状態にはほど遠い．

では，ウェブの仕組みに関する標準規格の現状についてみてみよう．

URL は，ウェブのためだけの仕組みではなく，インターネット上のどこにデータが存在するかを示すために考え出されたものである．標準規格は，IETF (Internet Engineering Task Force) の定める RFC (Request for Comments) で規定されていた (RFC 1738)．現在は，より拡張された概念である URI として，2012 年に W3C (World Wide Web Consortium) による改訂が進行中である．

HTML も最初は，IETF により標準化が行われていたが，その後，HTML 3.2 より W3C が標準化を行っている．2018 年末現在，最新の規格は，2017 年 12 月に公開された HTML 5.2 である．

HTTP は，IETF により標準規格が定められていて，最新のもの (HTTP/1.1) は RFC 2616 である．

4.4.4　HTML の作成

ウェブで情報を発信する最も基本的な方法は，HTML 形式でデータを作成し，ウェブサーバを用いてそのデータを公開することである．

HTML 形式のデータは，単なるテキストファイルなので，テキストエディタ (例えば Windows の場合は「メモ帳」) で作成が可能である．作成したテキストファイルを Internet Explorer などのブラウザで開くと，(ウェブサーバを使わなくても) ウェブで表示される状態を確認することができる．

HTML は，テキストファイル中に**タグ**とよばれる命令を埋め込む形式をとっている．図 4.78 に簡単な HTML 形式のデータを示す．ここで，「<」と「>」で囲まれた部分がタグである．

4.4 ウェブページ

```
<!DOCTYPE html>
<html lang="ja">
<head>
<meta charset="SHIFT_JIS" />
<title>培風館情報リテラシーサンプルページ</title>
</head>
<body>
<h2>HTMLの作成</h2>
<p>ウェブで情報を発信する最も基本的な方法は，
HTML形式でデータを作成し，
ウェブサーバを用いてそのデータを公開することである．</p>
<p>HTML形式のデータは，単なるテキストファイルなので，
テキストエディタ(例えばWindowsの場合は「メモ帳」)
で作成が可能である．
<br>
作成したテキストファイルをInternet Explorerなどの
ブラウザで開くと，(ウェブサーバを使わなくても)ウェブで表示される状態を
確認することができる．</p>
</body>
</html>
```

図 4.78 　 HTML 形式のデータ

図 4.78 で使用しているタグの意味を表 4.6 に示す．

図 4.78 の内容を html-sample1.html という名前で保存し，次に保存したファイルをブラウザで開く (拡張子が.html のファイルをダブルクリックすると，通常，ブラウザが起動して，そのファイルの内容が表示される) と図 4.79 のような画面が表示される．

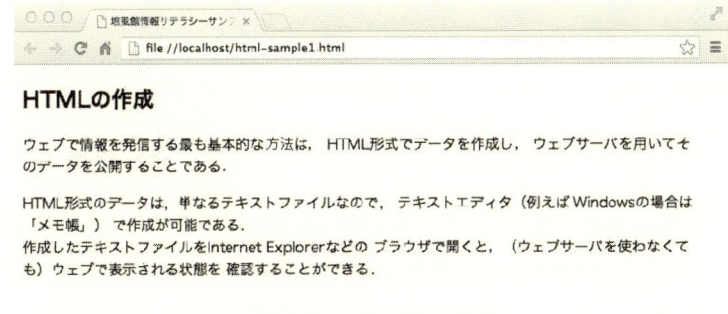

図 4.79 　 図 4.78 の表示

表 4.6　図 4.78 で使用されているタグの意味

タグ	解説
`<!DOCTYPE html>`	HTML ファイルの先頭行で，HTML の規格を指定する．このタグは HTML5 バージョンである．
`<html lang="ja">`…`</html>`	2 行目以下の HTML のデータは，`<html>`と`</html>`で挟む形になる．すなわち，最後の行に`</html>`を書く．`<html>`タグのパラメータとして，内容が日本語であることを指定している．
`<head>`…`</head>`	HTML は，表示したい内容に関する部分 (下記の`<body>`) とそれ以外の情報とからなる．それ以外の情報は`<head>`と`</head>`で挟む．
`<meta charset="SHIFT_JIS"/>`	文字コードを指定している．HTML を作成するときに使用した文字コードをこのタグで指定すると，ブラウザは文字化けなく表示することができる．ここでは Windows 標準のシフト JIS コードを指定している．
`<title>`…`</title>`	`<title>`と`</title>`に挟まれた部分の文字が，ブラウザのタイトル欄に表示される．
`<body>`…`</body>`	表示したい内容に関する部分は`<body>`と`</body>`で挟んで記述する．
`<h2>`…`</h2>`	`<h2>`と`</h2>`で挟まれた部分は，見出しとして表示される．見出しを表すタグには`<h1>`〜`<h6>`があり，通常，数字が小さいほど大きな見出しになる．
`<p>`…`</p>`	HTML の中で改行しても，ブラウザでは改行なしで (正確にいうと空白が入って) 表示される．`<p>`と`</p>`で囲んだ部分は段落として扱われ，最後に改行が入る．
` `	` `の位置に改行が入る．`<p>`…`</p>` で指定した段落間の改行よりも行間隔が狭くなる．段落には基本的に`<p>`を使用し，それ以外の理由で改行が必要になったときにのみ` `を使用する．

4.4.5　HTML と CSS

HTML は文字などの表示形式 (書式) を指定することができる (表 4.6)．しかし，HTML で指定できる範囲は限られており，ワープロソフトのような細かい指定は不可能である．また，HTML のタグで個別に書式を指定したのでは，大見出し，中見出し，本文などにそれぞれ統一した書式を適用したい場合に，大きな労力を必要とする．そこで，HTML の書式を細かく指定したり，見出しや本文などに特定の書式をまとめて設定したりするために **CSS** (Cascading Style Sheets) とよばれる仕組みが用意されている．CSS では，単に文字の大きさやフォント，色を指定するだけでなく，表示位置の指定，罫線のデザインなども指定することができる．

CSS は，HTML ファイル内に記述することもできるし，別途 CSS ファイルを作成しておいて，HTML ファイルから CSS ファイルを読み込むこともできる．関連するすべての HTML ファイルで共通の CSS ファイルを使用することにより，ウェブの画面デザインを簡単に統一することができる．

4.4.6 動的なウェブページ

初期のウェブは，アクセスしたアドレスに従って，あらかじめ決められた画面が表示されるだけのものであった．ワープロソフトで文書を作成するように，表示させたい画面の HTML ファイルをサーバ上に準備しておくと，その内容が表示されるという非常に単純な構成である．しかし，現在のウェブページの大部分は，入力したデータによって表示内容が変わったり，パソコンに表示された画面上でマウスの動きに従って表示が変化したりする (場合によってはゲームをすることもできる)．

このようなタイプのウェブページを**動的なウェブページ**とよぶ．動的なウェブページは，一般的にウェブサーバ側でプログラムを実行することにより，ユーザの入力に応じたウェブページを表示している．

さらに，複雑な処理を行う場合には，HTML ファイルと一緒に何かのプログラムをパソコン側にダウンロードし，そのプログラムを実行するという方法をとる場合もある．

(1) Form による入力

ウェブサーバ側でプログラムを実行する際には，そのプログラムに入力するデータを準備する必要がある．例えば，Google のような検索サイトの場合には，入力欄に検索キーワードを入れて検索ボタンを押すと，そのキーワードに対応した結果が表示される．このような入力欄を作成するため，HTML には **Form** とよばれる機能が備わっている．Form は，`<form>`と`</form>`で挟まれた部分に，入力用のタグを並べる形式をとっている．Form 内のボタンやリンクでデータの送信が指示された場合，その Form 内の入力データがサーバに送られる．同じページに複数の Form を配置することは可能だが，データ送信時には通常，同一の Form 内のデータだけが送られることに注意しなければならない．

(2) ウェブサーバ側で動くプログラム

ウェブサーバ側でプログラムを動かす最も単純な仕組みは，**CGI** (Common Gateway Interface) である．ウェブサーバは，URL で指定された場所にあるデータ (通常は HTML ファイル) をブラウザに送り返すが，CGI では，URL に指定された場所にあるプログラムを実行し，その出力をブラウザに送り返す．URL で指定されたものが，そのまま送り返すデータなのか，一旦プログラムとして実行し，その結果を送り返すのかは，ファイルの置き場所，あるいはファイル名 (拡張子) で判別する．

CGI は，非常にわかりやすい考え方ではあるが，①ブラウザからのアクセスのたびにプログラムが実行されるのは効率が悪いこと，② HTML ファイルを

出力するプログラムを作成しようとすると，プログラマー(プログラムの動く仕組みを作る人)とデザイナー(ウェブの画面をデザインする人)との分業が難しい(デザインに合わせてプログラムを作る必要がある)ことから，CGI 以外の仕組みがいろいろ考案されている．

例えば，**PHP** という仕組みでは，通常の HTML ファイル中にタグと同じような形式でプログラムを埋め込む．ウェブサーバに PHP を動かすための機能を追加すると，URL で指定されたファイルの拡張子が.php であれば自動的にそのファイルが実行され，結果がブラウザに返される．画面のデザインの大部分は，HTML として書かれていて，埋め込まれたプログラムの部分によって，動的に変化する部分が処理される．このような仕組みにより，プログラマーとデザイナーの分業がしやすくなっている．

(3) パソコン側で動くプログラム

HTML は，もともと動きのないウェブページを作成するためのものなので，ウェブで実現できる機能は，Form からデータを入力したり，ボタンやリンクをクリックしたりといった単純なものに限られる．そこで，より複雑な機能をウェブページにもたせるため，何かのプログラムをパソコンにダウンロードして，それを自動的に実行するという手法がとられてきた．そのためには，様々なパソコン(あるいは携帯やタブレットのようなパソコン以外の端末)で動作するプログラムを準備する必要がある．様々なタイプの端末で動作できる仕組みとして従来は，Adobe Flash や JavaApplet がよく用いられてきた．しかし，最近ではパソコン以外の端末でウェブを閲覧することが増え，Adobe Flash や JavaApplet が動作しないケースが出てきている．

HTML の最新の標準規格である HTML5 では，ブラウザ上で動くプログラム言語である JavaScript を用いて複雑な処理をするための機能が追加されたため，今後は，JavaScript の利用が増えていくと考えられる．

4.4.7 HTML を作成するアプリケーション

HTML は単なるテキストファイルなので，HTML のルールに従ってタグを配置したテキストをテキストエディタで作成し，ブラウザでそのファイルを開いて確認すれば HTML ファイルを作成することは可能である．しかし，CSS による細かい書式の設定や，複雑な Form の作成をテキストエディタだけで行うのは大変な作業である．そこで，ワープロソフトなどのパソコンソフトのように，画面上で書式や配置を変更できる HTML 作成ソフトが開発されている．HTML 作成ソフトには無料のものから高価なものまで多くの種類があるが，比較的広く使用されているものには，DreamWeaver, ホームページ・ビルダーなどがある．

これらのソフトウェアを使うことで，HTMLの詳細を知らなくても，HTMLを作成することは可能ではある．しかし，動的なウェブページの作成の際には，サーバ側で使用するプログラムに合わせてタグの内容を細かく設定する必要があるため，HTMLの規格を理解しておく必要がある．

4.4.8 ウェブページの互換性に関する問題点

ウェブページはインターネットに接続可能な様々な機器から閲覧できるので，(携帯電話のような特殊な画面サイズのものを除けば) どんな機器でアクセスした場合でも正常に閲覧できることが望まれる．しかし，ここまで述べてきたように，互換性に関する様々な問題が存在し，特定の機器，特定のブラウザからしか正常にアクセスできないウェブサイトが数多く存在する．ここでは，互換性に関する3つの問題点を取り上げて，解決策を考えてみよう．

第1の問題点は，HTMLのバージョンに関するものである．ウェブが一般化する過程でHTMLの規格は何度も改訂されてきた．最新のブラウザを使用すれば，最新のHTML規格に対応しているが，古いバージョンのブラウザが対応していた機能の中には，標準化の過程で新しいバージョンでは対応されなくなった機能も存在する．したがって，古いバージョンのブラウザでの利用を想定して作成されたウェブサイトの中には，最新版のブラウザでは正常にアクセスできない場合がある (現在でもウェブサイトによっては，正常に動作するブラウザの種類を指定しているケースもある)．そのようなサイトをどうしても使いたい場合には，対応するブラウザを使用し続ける必要があり，最新版のHTML規格で作成されたウェブサイトが正常にアクセスできないことがある．

第2の問題点は，HTMLの規格を守らないウェブサイトに関するものである．ウェブサイトのHTML文書をHTML作成ソフトで作成する場合には，規格通りのHTMLかどうかチェックすることができるが，テキストエディタで作成した場合には，不注意などで規格通りではないHTMLを作成してしまう場合がある．一方，ブラウザは通常，多少の間違いは許容するように作成されていて，規格通りでないHTMLを表示させてもエラーにはならず適当に表示してくれる．そのため，ウェブページの作成時に使用したブラウザで確認すると正しく表示されるが，別のブラウザを使用すると表示がおかしくなることが起こり得る．例えば，ブラウザを変えると文字化けしてしまうウェブサイトは，HTML中に必要な，そのHTMLがどの言語 (文字コード) で書かれているか，という設定を書き忘れている場合が多い．

第3の問題点は，パソコン側で稼働するプログラムの問題がある．Adobe Flashは，パソコンでウェブを閲覧する場合には一般的な手法であるが，iOSや最新のAndroidなどではサポートされていない．これらに代わってHTML5を使おうとすると，今度は古いバージョンのブラウザでは表示できないという

問題が生じる.

このように, いろいろな問題が存在するため, ウェブサイトを作成する際には, ①作成しようとする HTML 規格のバージョンを決め, 規格通りの HTML を作成すること, ②複数のブラウザ, 端末で, 作成したウェブを表示させて, 互換性に問題がないことを確認することが必要である. なお, 現状では, パソコン側で実行するプログラムを含むような複雑なウェブサイトを作成する場合, すべてのブラウザ, すべての端末で正常に動作するものを作成するのは困難なので, アクセスしているブラウザや機器を検知して, それに応じて HTML などを変更するという対応も行われている.

■注釈

*1 ASCII コードは American Standard Code for Information Interchange の略で, 電子計算機が開発された初期から用いられており, 現在の文字コードはこれを拡張してきたものである.

*2 http://www.info.pmda.go.jp/

*3 真値を x_0, 測定値を x とすれば, その測定値の分布関数 $f(x)$ は

$$f(x) = \frac{1}{\sqrt{2\pi}\sigma} e^{-\frac{(x-x_0)^2}{2\sigma^2}}$$

で与えられる. ここで, σ は標準偏差であり, $\int_{-\infty}^{\infty} f(x)\,dx = 1$ を満たしている.

*4 2 変数が相関のある正規分布は

$$f(x,y) = \frac{1}{2\pi\sigma_x\sigma_y\sqrt{1-r^2}} e^{-\frac{1}{2(1-r^2)}\left\{\frac{(x-m_x)^2}{\sigma_x^2} - 2r\frac{(x-m_x)}{\sigma_x}\frac{(y-m_y)}{\sigma_y} + \frac{(y-m_y)^2}{\sigma_y^2}\right\}}$$

であると仮定している.

*5 市原清志 著, 『バイオサイエンスの統計学』, 南江堂 (1990), p.45 より引用.

■演習問題

4.1 ビジネス文書の書式に従って, 同窓会の案内を Word を使って作成しなさい.

4.2 今までに飲んだ経験のある薬の医療用医薬品の添付文書を見本に, その薬の添付文書を Word を使って作成しなさい (グラフなどデータ情報がない場合は画像を挿入してもよい).

4.3 PowerPoint を使って, 自己紹介のプレゼンテーション資料を作成しなさい. ただし, 聞き手は入学した大学の同級生とする.

4.4 図 4.54 のデータについて, 濃度ごとの平均値と標準誤差を計算しなさい.

4.5 日本の医療法人数と人口 10 万人あたりの医療法人数を都道府県別に調べなさい.

4.6 日本の医療従事者数を男女別, 年齢別, 都道府県別に調べなさい.

4.7 450 人の学生の中から 5 人の委員を擬似乱数で選ぶ方法を示しなさい.

演習問題

4.8 図 4.54 のデータの平均値を SUM と個数 n の割り算で求めたものと AVERAGE 関数で求めたものを比較しなさい.

4.9 図 4.63 の標準誤差を $\Delta y = \sqrt{\dfrac{\sum_{i=1}^{n} y_i^2 - n\bar{y}^2}{n(n-1)}}$ に従って計算しなさい.

4.10 図 4.70 の計算を確認しなさい.

4.11 年齢別献血者数の年次推移をグラフにしてわかることを示しなさい.

4.12 全国の薬局数について調べ,問題点を述べなさい.

5
医薬品情報とデータベース

5.1 データベース管理システム

　コンピュータの長所は，大量の情報を高速に処理できること，大量の情報を蓄積できることである．技術の進歩により，1台のコンピュータに記録できる情報量は年々増加している．例えば，2012年に市販された一般的なPCの場合，新聞(朝刊)の文字情報であれば1000年分以上のデータを蓄積することができる．しかし，蓄積した大量の情報から必要なものを探し出すのは容易ではない．インターネット上にある莫大な情報から必要なものを見つけ出すのにGoogleのような検索エンジンを使用するように，コンピュータ上にある情報から必要なものを見つけ出すには，特別な仕組みが必要である．

　情報を蓄積し，蓄積した情報を高速に検索するための仕組みとして，**データベース管理システム**がある．何かの目的に応じた情報を整理して保存し，簡単に検索できるようにしたものを**データベース**とよぶが，データベース管理システムは，そのデータベースを構築するための仕組み(ソフトウェア)である．データベース管理システムには，おもにPC上で動くものと，おもにサーバ(複数のユーザが利用するコンピュータ)上で動くものがある．前者は，個人のデータを効率よく管理するために使用され，後者は，複数のユーザが共有するデータの管理に用いられる．

5.1.1 PC上のデータベース

　PC上でデータベースを構築するためのアプリケーションには，汎用のデータベース管理システム(様々な目的に使用するためのもの)と，特定の目的に特化した専用ソフトがある．

　専用ソフトの最も身近な例は住所録である．住所録には，氏名，住所，電話番号が記録され，閲覧が可能である．また，記録された情報をもとに絞り込みすることもできる．例えば，年賀状作成ソフトに付属の住所録の場合，前年の年賀状を送った相手だけを絞り込んで宛名を印刷するなどの機能があ

る．また，薬学分野でよく使用される専用ソフトとしては EndNote がある．EndNote は，論文の情報を蓄積するためのデータベースを作成してくれるアプリケーションである．このデータベースに論文の情報を蓄積しておくことで，論文を作成する際に，引用文献の情報を効率よく作成することができる．

一方，汎用のデータベース管理システムの最も身近な例は，おそらく Excel のような表計算ソフトをデータベースとして利用することであろう．実際，個人的な情報や仕事で必要な情報を整理・保存する場合，多くの人は Excel を利用している．Excel の検索機能やフィルター機能を使えば，大量に蓄積した情報から必要な情報を簡単に見つけ出すことが可能である．

しかし，後に述べるように，Excel は正確にいうとデータベース管理システムではない．「本物の」データベース管理システムとしては，Access，FileMaker Pro，桐などがある．このようなソフトウェアを使うことで，次に述べるような Excel をデータベースとして使用する場合の問題点を解決することができる．

5.1.2　表計算ソフトとデータベース管理システム

表計算ソフトは，ワープロソフトなどと同じように，保存したファイルを読み込むと画面にデータが表示され，データを修正後，ファイルに保存する処理を行うと，ファイルの中身が更新される．表計算ソフトで修正中に，データを保存せずにプログラムを終了した場合には，データはもとのままである．

このような作業を行うため，表計算ソフトでは，作成できる表の大きさに制限がある (例えば Excel 2013 では 1,048,576 行 × 16,384 列)．この制限は十分大きいと思えるかもしれないが，非常に大きなデータ (例えば Google では，全世界のすべてのウェブデータを扱っている) を取り扱うには小さすぎる．

表計算ソフトのもう 1 つの制限は，データファイルは同時には 1 人のユーザからしか修正できない，ということである．図 5.1 に示すように，あるデータをまず A 君が開いてデータの修正を始めたとしよう．同じデータファイルを A 君が修正中に B 君も開いて修正しようとした場合，B 君が開いたデータは A 君が修正する前のものである．A 君が修正して保存した後で，B 君が修正したデータを保存したとすると，最後に残ったデータは B 君が修正したもので，A 君の修正内容は消えてしまう．実際の Excel では，このようなことが起こらないようにしてあるが (共有フォルダなどに Excel のデータファイルを置いてある場合，A 君が修正中の場合，B 君が開こうとすると警告が出る)，同時には 1 人しかデータの修正ができないことに変わりはない (コンピュータ用語ではこれを**ファイル単位の排他制御**という)．

データの見かけは同じでも，データベース管理システムの場合は，取り扱うデータの大きさに，表計算ソフトのような厳しい制限はない (もちろん，コンピュータのディスク容量以上のデータを扱うことはできないし，コンピュータ

5.1 データベース管理システム

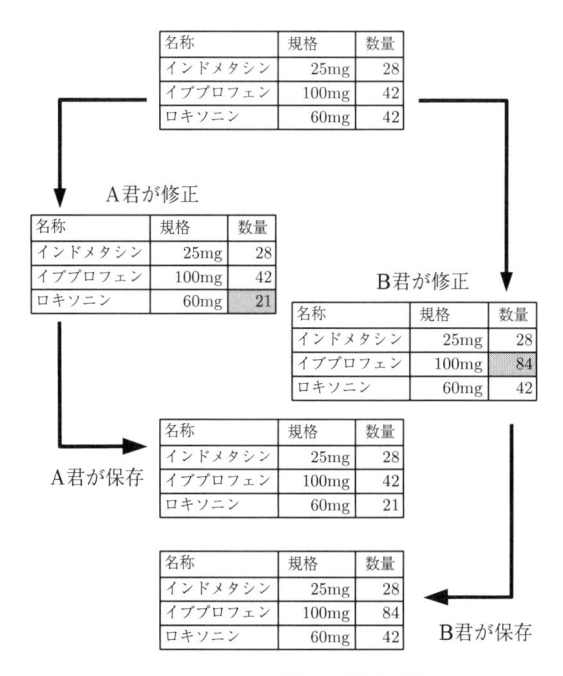

図 5.1 ファイル単位の排他制御の例

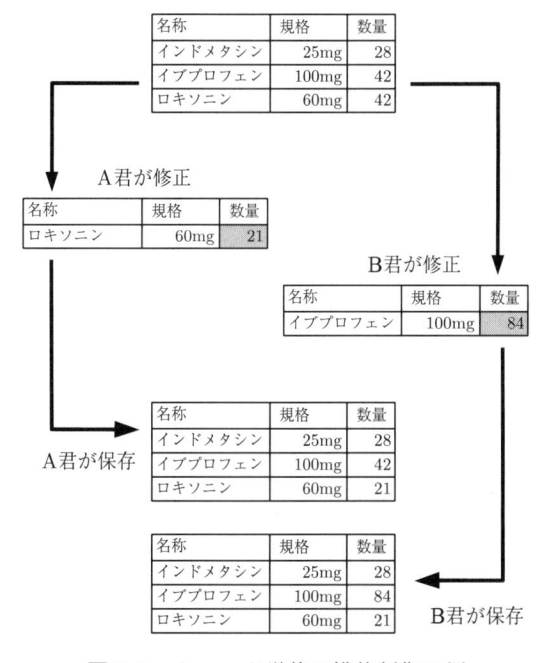

図 5.2 レコード単位の排他制御の例

で扱える整数の上限以上のデータを扱うこともできない).データベース管理システムでは,表計算ソフトのようにすべてのデータを一旦プログラムが読み込むのではなく,ファイル上のデータの必要な部分だけが読み書きされる.したがって,データベース管理システムで修正を行うと,即時にデータは書き換わってしまう.

また,データの必要な部分だけが読み書きされるので,同一のデータベース中のデータでも,別々のデータであれば,同時に2人以上のユーザがデータを修正することができる(図5.2).もちろん同じデータを同時に2人以上のユーザが修正しようとすると,先ほどの表計算ソフトの場合と同じ問題が起きるので,同じ場所にあるデータは同時には1人のユーザからしか修正できない(レコード単位の排他制御).

5.1.3 リレーショナルデータベース

保存するデータがそれほど大量でなく,また他人とのデータの共有を考えない場合には,データベース管理システムの代わりにExcelのような表計算ソフトを用いて,データベースを作成することができる.しかし,複雑な構成をもつデータベースの場合,表計算ソフトでは無駄が生じたり,場合によっては表計算ソフトにはうまく入力できないこともある.例えば,表5.1に示した調剤履歴のデータについて考えてみよう.

医薬品名の項目に入力される医薬品名は,薬価基準に収載された医薬品だけであり,それ以外のデータを入力することはない.また,規格の項目は,医薬品ごとに決まっていて,それ以外の数字をとることはない.しかし,単純に表計算ソフトにデータを入力すると,これらの項目に勝手なデータを入れることができてしまう.薬価基準に収載された医薬品とその規格を別の表に登録しておき,その表に存在する医薬品だけが入力できるようにすれば,より使いやすいシステムになるはずである.

このように複数の表を作成し,表の間の関係を定義することで,より複雑なデータを扱えるデータベースを作成することができる.このような仕組みをも

表 5.1 調剤履歴のデータ

日付	患者氏名	医薬品名	規格	数量
2010/4/1	○山△■男	ヘルベッサー錠	30mg	84
2010/4/1	○山△■男	メバロチン錠	10mg	28
2010/4/1	□川◎▲子	ガスターD錠	20mg	14
2010/4/2	☆田●子	レニベース錠	5mg	28
2010/4/2	☆田●子	メバロチン錠	10mg	28
2010/4/2	☆田●子	ビオフェルミン配合散	1g	84

つデータベースをリレーショナルデータベースとよぶ．リレーショナルデータベースには，PC 上で単独で使用するためのもの (例えば Microsoft Access) と，複数のユーザが同時に使用するためのもの (例えば Oracle，SQL Server，MySQL など) がある．

表計算ソフトの「表」は，「表のようなもの」で，どの場所にどんなデータを入れてもよい．本来の表のように，各項目には決められた種類のデータを入れなければならないという規則はない．例えば，表 5.1 の調剤履歴を Excel で作成した場合，数量の項目に数字以外のデータを入れてもエラーにはならない．これに対して，リレーショナルデータベースの表は，各項目にどのようなデータを入れるのかがあらかじめ決まっていて，それ以外の種類のデータを入れることはできない．表 5.1 の例では，日付の項目には正しい日付を入れる必要があるし，数量の項目には整数値を入れなければならない．

リレーショナルデータベースのもう 1 つの特徴は，SQL とよばれる標準化された書き方で検索式を作成することである．SQL は，一種のプログラミング言語のようなもので，複数の表を組み合わせてデータを取り出すような複雑な処理を行うことができる．例えば，表 5.1 から☆田●子さんのデータだけを取り出す検索式は

　　SELECT * FROM 調剤履歴 WHERE 患者氏名=" ☆田●子"

となる．調剤履歴の表以外に患者情報の表があるとすると

　　SELECT 調剤履歴.*, 患者情報.保険証番号 FROM 調剤履歴 INNER
　　JOIN 患者情報 ON 調剤履歴.患者氏名 = 患者情報.氏名

という検索式で，調剤履歴の情報に，患者情報から取り出した保険証番号の情報を付け加えて表示することができる (この例では，患者氏名で 2 つの表を組み合わせているが，実際には同姓同名の問題があるので，上記とは違う検索式を使用する)．

5.1.4 複数ユーザ向けリレーショナルデータベース管理システム

複数ユーザが同時使用するためのリレーショナルデータベース管理システムは，単独でデータベースを作成するためにも使用されるが，現在では，他のソフトウェアと組み合わせてウェブページで使用するデータの入れ物として使用されることが多い．例えば，ネットショッピングのサイトでは，商品の情報，ユーザの情報などは，通常，データベースに保存される．商品情報がデータベースに入っているので，ユーザは簡単に商品の検索ができる．リレーショナルデータベース管理システムには通常，他のプログラムからデータを検索するための仕組みが備わっていて，ウェブアプリケーションと組み合わせることができる．

5.1.5 ビッグデータと NoSQL

インターネットが様々な分野で活用されるようになり，従来では考えられなかったような大量のデータを処理する必要が出てきた．例えば，Google のような検索サイトは，インターネット上のすべてのウェブページの概要とキーワードを保存していて，検索キーワードが入力されると瞬時にそれに関連するウェブページを表示する．あるいは Amazon のようなネットショッピングサイトでは，商品の情報だけでなく，顧客がいつどんな商品を購入したかを記録している (商品を確認したが購入はしなかった場合も記録される場合もある)．

医療の分野においても，NICU (新生児集中治療室) において治療中の未熟児の様々な生理学データを常に測定・収集し，そこから危険な兆候を検知するシステムなど，大規模データを有効活用しようとする取り組みが進められている．

このような大量のデータは，1 つのコンピュータには入りきらず，複数のコンピュータに分割して保存する必要がある．リレーショナルデータベースでは，一般にデータは (少なくとも 1 つ 1 つの表は) 1 台のコンピュータで管理されなければならない．そこで，現在では，リレーショナルデータベースのすべての機能はもってはいないが，データを別々のコンピュータに分散して保存した状態でも使用できるようなデータベース管理システムが使用されている．このようなシステムを **NoSQL** (Not only SQL) とよんでいる．

5.1.6 データモデルとデータベース

データベースに蓄積しようとする情報は通常，何らかの構造をもっている．コンピュータを用いて情報を取り扱う場合には，その構造に対応したデータ構造を定義する必要がある．通常のプログラムを作成する場合には，実際の情報の構造に対応したデータ構造を定義すればいいが，データベースに蓄積するデータの場合には，蓄積したデータを効率よく検索できる必要がある．そのため，あらかじめ検索しやすいデータ構造を決めておき，実際のデータはそのデータ構造に当てはめてデータベース化するという方法がとられている．このデータ構造を**データモデル**とよぶ．コンピュータの発展に伴い，様々なデータモデルが考案され，それを用いたデータベース管理システムが作成されてきた．現在では，ほとんどのデータベース管理システムは**リレーショナルデータベース**という形式であり，これは**関係モデル**とよばれるデータモデルに基づいている．今までに提案されてきた主要なデータモデルには，次のようなものがある．

- **階層型データモデル**　データ項目間に親子関係 (1 対多の関係) を定義したデータモデルである．

- **ネットワークデータモデル** 階層型データモデルの制限をなくし，複数の親をもつ項目などの複雑な関係も定義できるようにしたデータモデルである．
- **関係モデル** データは表形式で表現し，表の間の対応付けを指定することにより複雑なデータ構造を表すモデルである．表現できるデータ構造は，ネットワークデータモデルと同等であると考えられるが，リレーション (表と表との対応付け) の追加・変更が容易なため，データベース管理システムとしての柔軟性が高い．

5.2 医薬品情報の管理

医薬品の適正使用には，医薬品に関する情報の入手・活用が不可欠である．薬学部では，薬学教育モデル・コアカリキュラムに医薬品情報が含まれており，医薬品に関する情報の詳細はそこで学習することになる．ここでは，情報リテラシーの観点から，医薬品の情報がどのようにコンピュータに蓄積され，活用されるかを学ぶ．

なお，以下に述べる医薬品に関する情報は，企業内・医療機関内あるいはすべての医療関係者で共有する必要がある．したがって，これらの情報は通常，複数ユーザ向けリレーショナルデータベース管理システムを用いてデータベース化されると考えてよいだろう (5.1.4 項参照)．

5.2.1 創薬研究に関する情報

新薬は基礎研究から承認に至る長い過程を経て発売されるが，その過程で多くの情報が発生する．また市販後にも，その医薬品に関する新しい情報が発生する．ここでは，基礎研究から非臨床試験に関する情報について述べる．

創薬研究の段階で生み出される情報の大部分は，社外に公開されることなく，製薬企業の内部で蓄積される．多くの製薬企業は，研究を効率よく進めるために，これらの情報をデータベースに蓄積している．例えば，その会社で合成されたすべての化合物の構造式，合成に使用した反応式，各化合物に対して行ったすべての薬理試験結果などがデータベースに蓄積され，その後の研究のために活用される．データベース管理システムでは (5.1 節参照)，化学構造式のような特殊なデータを扱うことができない．そこで製薬企業などでは，化学構造式も扱うことのできる特殊なデータベース管理システムを利用している．

有望な化合物が発見されると，製薬企業は特許を申請する．特許は，発明を保護するためのものであるが，同時に申請した情報は公開されるということにも注目しなければならない．公開された特許情報を検索しやすいように加工し提供しているデータベースも存在する．特許の取得が完了した研究，医薬品となる見込みがなくなり中断された研究などについては，研究論文が発表される

ことが多い．発表された研究論文は，論文雑誌に掲載されるだけでなく，データベース化して公開される．このようなデータベースを**文献データベース**とよぶ．現在では，科学論文を掲載する雑誌は数多くあるため，必要な情報が書かれている研究論文を見つけるためには，このような文献データベースが不可欠である．特許情報データベース，文献データベースは，通常，出版社が作成し，有料で研究機関，企業，大学などに提供している．国立の研究機関などが作成し，無償で公開されている文献データベースも存在する．

5.2.2 臨床試験に関する情報

臨床試験の期間に発生する情報には，①どのような臨床試験を行うかという情報，②臨床試験中に発生する情報，③臨床試験の結果に関する情報がある．

臨床試験は国際的に認められた厳しいルール (**GCP**: Good Clinical Practice) の下で実施される．①については，GCP の定める計画書の届出が必要であり，日本では，この情報は WHO の認可を受けた 3 つの登録機関 (国立大学附属病院長会議，日本医薬情報センター，日本医師会) のいずれかで公開される．②については，GCP に定められたルールに従って管理される．その結果は，承認申請に用いられ (5.2.3 項参照)，また研究論文が発表される．なお，臨床試験中に発生した副作用などについては，国に報告する必要がある．

5.2.3 承認申請に関する情報

医薬品の承認申請に際しては，基礎研究から臨床試験の過程で得られた必要な情報を，定められたルールに従って，医薬品医療機器総合機構に提出する．製薬企業は，研究過程における情報を，承認申請に使用できるように保管する必要がある．

5.2.4 市販後の情報

承認時までに得られた情報は，医薬品添付文書，医薬品インタビューフォームという形式にまとめられる．これらは，製薬企業が提供する以外に，医薬品医療機器総合機構がウェブにて公開している．

承認された医薬品は，臨床試験により有効性・安全性を確認されてはいるものの，臨床試験を行う患者数には限りがあるため，承認後に新たな副作用が発見される可能性もある．そのため，市販後調査とよばれる調査が義務付けられており，承認後も調査は継続して行われる．医薬品について安全性を確保するための措置をとる必要がある場合，製薬企業は，緊急安全性速報，安全性速報とよばれる定められた形式の情報を公開する義務がある．これらの情報も医薬品医療機器総合機構のウェブページで公開されている．

5.2.5 キーワードとシソーラス

検索に使用するキーワードにより検索結果は変化する．特別な仕組みを用意しない限り，同意語を入力したとしても検索結果は同一とはならない．

例えば，検索サイト Google を用いて，「子宮がん」「子宮癌」「子宮頸がん」「子宮頸癌」の 4 つの単語を検索してみると，検索結果は，それぞれ約 2,110,000 件，約 1,180,000 件，約 6,620,000 件，約 1,910,000 件となる (これは執筆時のデータであり，いつ検索するかによって結果は大きく異なる)．子宮頸がんは子宮がんの一種であるが，検索結果は子宮頸がんの方が多くなっている．したがって，Google で検索した場合には，「子宮がん」と検索したのでは「子宮頸がん」の情報の一部が見つからないということを意味している．

医薬品情報を検索する際にこのようなことが起きると，必要な情報が入手できないおそれがある．そこで多くの文献データベースでは，**シソーラス**[*1] とよばれる仕組みを用意している．シソーラスでは，まず検索に使用されそうなキーワードを収集し，それらの相互関係 (A と B は同意語，A は B に含まれる概念) を規定する．同意語がある場合には，代表的なキーワード (統制語) も規定する．

例えば，日本語で検索可能な文献データベースである医中誌 Web の場合，「子宮癌」「子宮がん」は統制語「子宮腫瘍」の同義語，「子宮頸癌」「子宮頸がん」は統制語「子宮頸部腫瘍」の同意語，「子宮頸部腫瘍」は「子宮腫瘍」に含まれる概念であると定義されている．そして，検索の際には，どのキーワードで検索しても，統制語で検索した結果が表示される．また，そのキーワードに含まれる概念のキーワードで検索した結果も表示される．図 5.3 に医中誌 Web で使用されている子宮腫瘍関連のキーワードの関連図 (一部) を示す．

このような仕組みが用意されているので，多くの文献データベースでは，同意語で検索した場合に，見落としなく同一の検索結果が得られることになる．

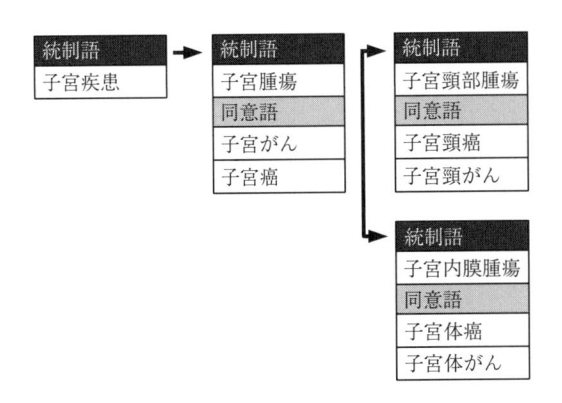

図 5.3 子宮腫瘍関連のキーワードの関連図

> **医療情報**
>
> 医療情報は1次的医療情報と2次的医療情報に分けられる．1次的医療情報は，診療から得られる患者個別の個人情報で，診断，検査，治療，治療の予後などを含み，診療情報ともよばれる．2次的医療情報は，国や地域における感染症の伝播状況や予防対策に関する情報で，出生率や死亡率などの統計データが含まれる．また，医療を支える診断や治療にかかわる診療ガイドラインや医薬品情報などの医学・薬学的知識も医療情報である．
>
> 医療の実践によって生じる医療情報は，文字データ，数値データ，画像データ，動画データなどの様々なデータからなる．いずれのデータもその通信規約(プロトコル)が標準化されることで，1つの医療機関の中だけではなく，医療機関相互のネットワークを通して共有できるようになる．このような病院–病院，病院–診療所，病院–薬局，診療所–薬局の間の医療連携によって，一患者一診療録(カルテ)を実現し，地域医療の質をさらに向上させることができる．

■注釈

*1 シソーラスは，もともと類語辞典から出発した概念であり，単語の意味的な関係をまとめたものである．一方，人工知能の研究では，もともとは哲学用語であるオントロジーを人工知能で扱う知識を体系化するために使用した．オントロジーは概念間の相互関係，包含関係を定義しており，シソーラスを拡張したものと考えることができる．

■演習問題

5.1 大学で，医中誌Webのような，論文データベースが利用できるかどうかを確認しなさい．利用できる場合には，以下のキーワードについて，論文データベースで検索した結果と，検索サイト(例えばGoogle)で検索した結果を比較し，シソーラスの効果について考察しなさい．

【キーワード】認知症，アルツハイマー病，アルツハイマー型認知症，血管性認知症

5.2 医薬品医療機器総合機構の提供している医薬品情報にはどんな種類があるか，実際にホームページ(http://www.pmda.go.jp)で確認し，レポートにまとめなさい．

索　引

英数字

3 DES　78
3 ウェイハンドシェイク　84
AES　78
ALU　16
API　31
ASCII コード　96
BD-ROM　28
BITNET　34
Blog　74
BMP 形式　115
C　31
C++　31
C#　31
CD-ROM　28
CGI　155
ChemBioDraw　117
CISC　22
CMS　75
Cobol　31
CPU　16
CSS　75, 154
CUI　29
CVS　137
DES　78
DHCP　45
DLL　31
DMA　29
DNS　40
DoS 攻撃　84
DRAM　23
DVD-ROM　28
EC　67
End to End　45
Ethernet　33, 46

EUC　97
Facebook　88
Felica　71
FEP　89
FET　17
FLOPS　14
Form　155
Fortran　31
GCP　168
GIF 形式　115
GPS　71
GUI　29
HDD　24, 25
HTML　122, 152
HTML 形式　50
HTTP　152
HTTPS　82
ICANN　33
IM　97
IMAP　48
Impact Factor　70
Internet Protocol　34
IPv4　35
IPv6　37
IP アドレス　33
IP パケット　44
IP ユーザ　73
ISO-2022-JP　48
Java　31
JIS X 201　96
JIS コード　97
JPEG 形式　115
JPNIC　33
LAN　33
LINPACK　14

Lisp　31
MAILER-DAEMON　51
MIME　46
MIPS　14
MLC　25
MTBF　14
MTTR　15
NoSQL　166
Objective-C　31
OS　30
P2P　86
PGP　79
PHP　156
PING　74
PNG 形式　115
POP　48
POP before SMTP　50
POP サーバ　49
POP 認証　50
PROM　23
RAID　27
RAM　23
RASIS　14
RISC　22
ROM　22
RSA 暗号　78
RWM　22
SAM　23
SEO　67
SGML　122
SLC　25
SMTP (Simple Mail Transfer Protocol)　46
SMTP サーバ　49
SNS (Social Networking

172　索　引

Service)　8, 88
SQL　165
SRAM　23
SSD　24
TCP/IP　34, 45
The Internet　33
Twitter　89
Unicode　97
URL (Uniform Resource Locator)　43, 149
US-ASCII　48
UTF-8　48
Web　149–151
WHOIS　39
Wi-Fi　72
Wikipedia　73
WWW (World Wide Web)　65
XML　122
YouTube　73
ZIP 形式　101

あ 行

アキュムレータ　16
圧縮　101
圧縮ファイル　137
アドレス　149
アドレス修飾　22
アナログ信号　6
アニメーション　127
アンケート調査　137
暗号　77
暗号文　78
イーサネット　33, 46
意匠権　55–57
医薬品医療機器総合機構　120, 168
医薬品情報　167
医療情報　170
インターネットレジメトリ　34
インタフェース　29
インデクサ　66
インデックス　66
引用　63, 70

ウィキペディア　73
ウェブ　149–151
ウェブサイト　9
ウェブページ　149
　動的な——　155
エディタ　137
円グラフ　147
演算装置　16
応答時間　14
オートフィル　143
オーバーフロー　18
オープンコンテンツ　59
折れ線グラフ　148
オンラインデータ　135

か 行

回帰直線　141
階層型データモデル　166
解凍ソフト　137
外部記憶装置　22, 24
価格　15
可逆圧縮　101, 115
拡張子　52, 136–138
確率変数値　139
カテゴリ検索　9
稼働率　15
かな漢字変換ソフトウェア　89
可用性　14
簡易特許　57
関係モデル　166, 167
患者データ　134, 135
記憶装置　16
機械語　20
擬似乱数　139
機能的著作物　59
揮発メモリ　23
機密性　14
キャッシュ　62
キャッシング　62
共通鍵暗号　78
キーワード　169
クッキー　76
クラスレス　36
クラッカー　84

グローバルアドレス　37
経過時間　14
決定性論理　16
検索エンジン　66
検索エンジン最適化　67
検索広告　68
公開鍵　78
公開鍵暗号　78
公衆送信　59
公衆送信権　58
構造化文書　122
後発医薬品　57
故障率　14
個人情報取扱事業者　87
個人情報保護法　87
コスト　15
コピーライトマーク　60
コピーレフト　59
コミュニケーション　10
コメント　74
コンテンツマネージメントシステム　75
コントロールレジスタ　19
コンパイラ　31

さ 行

財産権　58, 64
最小二乗法　141
サイバーカスケード　75
サイバー空間　77
サイバー刑法　86
サーバファーム　15
産業財産権　55, 56
算術演算　17
算術論理演算装置　16
散布図　149
ジェネリック医薬品　57
磁気ディスク　24, 25
磁気テープ　27
シーザ暗号　77
辞書検索　9
シソーラス　169
実行形式　137
質問紙調査　137
実用新案権　55–57

索　引

自動公衆送信権　59
指紋　79
シャノンの通信モデル　2
自由利用マーク　63
修理率　15
主記憶装置　22
受信サーバ　49
出力装置　16
肖像権　64
消費電力　15
商標権　55–57
情報　95
情報加工　10
情報化社会　8
情報空間　77
情報発信　10
情報リテラシー　1
情報量　3
職務著作物　60
処方箋　134
人格権　64
身体空間　77
侵入防止システム　86
信頼性　14
信頼率　139
真理値表　17
数値データ　131
スコア　67
スコアリング　67
ステガノグラフィー　83
ステータスレジスタ　19
スパイウェア　76
スパムメール　50
スマートフォン　71
スライド　126
スライドショー　128
スループット　14
スレッド　22
制御装置　16, 19
製法特許　56
セキュリティホール　15
全角文字　97
全加算器　18
全数調査　139
全文検索　9, 66

全文検索型検索エンジン　66
送信可能化　59
送信サーバ　49
ソーシャルエンジニアリング　83
ソーシャルフィルタリング　88
ソート　143
ゾンビネット　85
ゾンビPC　85

た 行

対称鍵暗号　78
ダイナミックリンクライブラリ　31
タグ　152, 154
タブレット端末　71
断片人格　65, 90
知的財産権　55
知的財産法　56
中央処理装置　16
調剤データ　135
著作権　56–58
著作権法　57
著作者人格権　58
著作隣接権　63
ツイート　89
通信路容量　8
ディレクトリ型検索エンジン　66
テキストボックス　121
デジタル信号　6
データ　95
データ処理　129
データベース　161, 166
データベース管理システム　161
データモデル　166
電子貨幣　80
電子商取引　67
電子署名　77
電子透かし　83
電子図書館　60
電子認証　80
電子マネー　80

同意語　169
統制語　169
登録ユーザ　73
特許権　55, 56
ドメインネームシステム　40
ドメイン名　33, 40
トラックバック　74

な 行

入出力装置　28
入力装置　16
認証　77
認証局　82
ネットマスク　36
ネットワークデータモデル　167
ネームサーバ　41

は 行

排他制御　162–164
ハイパーテキスト　65, 151
ハイパーリンク　151
パスワードエージング　83
ハッカー　84
バックアップ　62
パブリシティー権　64
半角文字　97
半加算器　17
万国著作権条約　60
汎用レジスタ　19
非可逆圧縮　101, 115
光ディスク　28
ビジネス文書　98, 103
ヒストグラム　144
非接触型ICカード　80
ビッグデータ　9, 166
ビットマップ形式　115
非登録ユーザ　73
秘匿　77
ピボットテーブル　143
秘密鍵　78
ヒューマン・マシン・インタフェース　28
表計算ソフト　129
標準誤差　139

標本化周期　6
標本調査　139
ファイル共有ソフトウェア　86
フォロワ　89
フォント　105, 106
不揮発メモリ　23
復号器　2
複製権　58
符号化定理　7
符号器　2
不正アクセス監視システム　86
不正アクセス禁止法　86
物質特許　56
不偏標準偏差　140
プライバシー権　64
プライベートアドレス　37
ブラウザ　149
フラッシュマーケティング　70
フラッシュメモリ　23
プラッタ　25
プリフィックス長　36
プリペイドカード　80
プレゼンテーション　125
ブログ　74
プログラムカウンタ　19
ブロードキャストアドレス　37
プロトコル　33, 43
文献データベース　168

分散型DoS攻撃　84
文書作成　98, 103
平均故障間隔　14
平均修理時間　15
平均情報量　5
平文　78
ベストエフォート　45
ベルヌ条約　60
編集　98
編集著作物　59
ベンチマークプログラム　14
法人著作物　60
保守性　14
補助記憶装置　22–24
保全性　14
ポータルサイト　73
ボット　85
ポート番号　33

ま行

マスクROM　23
マルウェア　85
マルチコアCPU　22
ミッキーマウス保護法　60
ミニブログ　89
ミラーリング　27, 62
無線LAN　72
無体財産権　55
命令セット　14
命令デコーダ　19
命令レジスタ　19
迷惑メール　50
メモリアドレスレジスタ　19

メモリセル　24
メモリデータレジスタ　19
メールデーモン　51
文字コード　96
モールス符号　7

ら行

ラベル　40
ランキング　67
リアル空間　77
リコメンデーション　69, 70
リセラ　42
リツイート　89
リフレッシュ　23
量子化レベル　6
リレーショナルデータベース　164–166
リンク　31, 68
ルーティング　44
ルートサーバ　41
レジスタ　16, 19
レジストラ　42
レーダーグラフ　148
ローカルパート　40
ログインユーザ　73
ロボット型検索エンジン　66
ロングテール　69
論理演算回路　16
論理回路　16

わ行

ワープロソフト　98

■ 編集委員長

入村達郎（いりむら　たつろう）
1971 年　東京大学薬学部薬学科卒業
1974 年　東京大学大学院薬学系研究科博士課程中退
現　在　東京大学名誉教授，薬学博士

■ 編　者

宮崎　智（みやざき　さとる）　2 章
1986 年　東京理科大学理工学部情報科学科卒業
1988 年　東京理科大学大学院理工学研究科情報科学専攻修士課程修了
現　在　東京理科大学薬学部教授，博士（理学）

和田義親（わだ　よしちか）　0 章，4.3 節
1970 年　東京学芸大学教育学部特別教科教員養成課程理科卒業
1973 年　東京学芸大学教育学部大学院理科教育研究科修士課程修了
現　在　明治薬科大学名誉教授，理学博士

本間　浩（ほんま　ひろし）
1977 年　東京大学薬学部薬学科卒業
1982 年　東京大学大学院薬学系研究科生命薬学専攻博士課程修了
現　在　北里大学教授，薬学博士

■ 著　者

瀧澤　誠（たきざわ　まこと）　1 章
1985 年　上智大学理工学部物理学科卒業
1990 年　上智大学大学院理工学研究科物理学専攻博士後期課程修了
現　在　昭和薬科大学講師，理学博士

土橋　朗（どばし　あきら）　3 章
1978 年　東京薬科大学製薬学科卒業
1980 年　東京薬科大学大学院博士前期課程修了
現　在　東京薬科大学情報教育研究センター教授，博士（薬学）

野口　保（のぐち　たもつ）　4.1 節，4.2 節
1981 年　東京農工大学工学部応用物理学科卒業
2001 年　大阪大学大学院基礎工学研究科博士後期課程修了
現　在　明治薬科大学教授，工学博士

西端芳彦（にしばた　よしひこ）　4.4 節，5 章
1979 年　東京大学薬学部薬学科卒業
1982 年　東京大学大学院薬学系研究科博士課程中退
現　在　北里大学准教授，博士（薬学）

ⓒ　宮崎 智・和田義親・本間 浩　2014

2014年 4 月10日　初　版　発　行
2022年 9 月16日　初版第 7 刷発行

薬学生のための基礎シリーズ 8
情 報 リ テ ラ シ ー

編　者　宮　崎　　　智
　　　　和　田　義　親
　　　　本　間　　　浩
発行者　山　本　　　格
発行所　株式会社　培　風　館
東京都千代田区九段南 4-3-12・郵便番号 102-8260
電　話(03)3262-5256(代表)・振　替 00140-7-44725

D.T.P. アベリー・平文社印刷・牧 製本
PRINTED IN JAPAN

ISBN 978-4-563-08558-2　C3304